口腔颌面
外科拔牙与
修复操作

胡闻奇 严 毅 张 嫣/主编

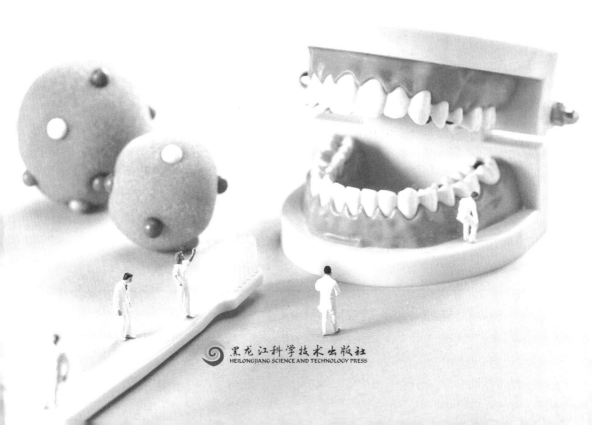

黑龙江科学技术出版社

HEILONGJIANG SCIENCE AND TECHNOLOGY PRESS

图书在版编目（CIP）数据

口腔颌面外科拔牙与修复操作 / 胡闻奇，严毅，张嫣主编. -- 哈尔滨：黑龙江科学技术出版社，2023.8
ISBN 978-7-5719-2103-3

Ⅰ．①口… Ⅱ．①胡… ②严… ③张… Ⅲ．①口腔正畸学 Ⅳ．①R783.5

中国国家版本馆 CIP 数据核字（2023）第 153064 号

口腔颌面外科拔牙与修复操作

KOUQIANG HEMIAN WAIKE BAYA YU XIUFU CAOZUO

胡闻奇　严　毅　张　嫣　　**主编**

责任编辑	焦　琰	
封面设计	朱美杰	
出　　版	黑龙江科学技术出版社	
	地址：哈尔滨市南岗区公安街 70-2 号　邮编：150007	
	电话：(0451)53642106　传真：(0451)53642143	
	网址：www.lkcbs.cn	
发　　行	全国新华书店	
印　　刷	哈尔滨圣铂印刷有限公司	
开　　本	787mm×1092mm　1/16	
印　　张	7.75	
字　　数	120 千字	
版　　次	2023 年 8 月第 1 版	
印　　次	2023 年 8 月第 1 次印刷	
书　　号	ISBN 978-7-5719-2103-3	
定　　价	49.00 元	

前　　言

口腔科疾病范围甚广,不仅包含牙体疾病,还包含了一系列颌面部、头颈部疾病,其中龋齿、牙周病、错畸形的患病率占人体各器官疾病之最。据统计,我国龋齿患病率为38%,牙周病为93%,错颌畸形为49%。龋齿已被世界卫生组织列为心血管病和癌症之后的三大非传染性重点防治疾病之一。口腔疾病越来越受到全社会的重视。口腔修复技术学是口腔修复学的重要组成部分。随着社会的进步,科学技术的发展,特别是新材料、新设备和高新技术的发展,促进了口腔修复技术学的发展。在计算机设计和计算机制作(CAD/CAM)应用于口腔修复学后,口腔修复体的设计和制作技术发生了新的革命,进入了机械化、电气化、自动化的新时代,提高了修复体的精度和适合性,缩短了临床医师的修复诊治时间,提高了工作效率,缩短了患者的就诊时间,使医师可以为患者做更多贡献。口腔修复学是口腔医学专业的一门核心课程,要求口腔医学专科生重点掌握;作为口腔医学中一门具有高度实践性的学科,其临床实践技能也是口腔医学人才培养的重点。因此,为紧随时代的更迭,口腔修复学教育的创新是十分重要的一环。

本书是口腔颌面外科拔牙与修复操作方向的著作,全书逻辑结构清晰,简要介绍了口腔颌面概述、口腔常见疾病、常见错颌畸形的矫治、牙拔除术及牙槽外科等相关内容。另外介绍了口腔种植外科手术、口腔牙体缺损的医学修复技术,还对口腔牙列缺损的医学修复技术、口腔医学美学做了一定的介绍。本书内容简明实用、深入浅出,密切联系口腔临床,具有一定的理论基础和临床实用价值,较全面地阐述了当前口腔修复的新理论和新技术。本书科学、实用、操作性强,对于规范口腔科技术操作,提高医疗质量有重要指导作用,对口腔科医师具有一定的指导作用。

在本书的撰写过程中,参阅、借鉴和引用了国内外许多同行的观点和成果。各位同仁的研究奠定了本书的学术基础,为口腔颌面外科拔牙与修复操作的展开提供了理论依据,在此一并感谢。另外,受水平和时间所限,书中难免有疏漏和不当之处,敬请读者批评指正。

目　　录

第一章　口腔颌面概述

第一节　口腔医学

一、国内外口腔医学新进展

(一)颅颌面组织再生

目前世界各国在再生医学领域投入大量人力、物力和财力,并取得了令人欣慰的成果。自 2000 年首次发现牙髓干细胞以来,每年都有新的与口腔颌面组织相关的干细胞被发现,牙齿被认为是研究上皮-间充质相互作用、器官发育的最理想模型,诸多研究机构认为组织工程牙齿有可能成为人类第一个再生器官,然而在牙齿发生发育起始阶段发挥决定作用的是上皮还是间充质目前尚存在很大争议。美国国家牙科及颌面研究所已将牙组织工程列入其 3 个主要研究方向之一,并成立了相关研究机构。目前,已发现50 多种基因、分子参与了牙胚发育的过程,包括细胞外信号分子及其受体和转录因子等;在牙齿形态发育方面,则主要集中在对单个牙冠的发育机制进行研究。在牙髓与牙根组织工程方面进行的相关研究取得了一些突破性进展和成果,这些研究为牙髓、牙周膜、牙根再生及临床残根的保存治疗奠定了基础。牙周病的研究和治疗方法也得到了空前发展,特别是将组织工程的原理和策略引入牙周病的治疗,为牙周缺损的修复带来了全新的理念。在临床上,引导组织再生(GTR)技术和其他牙周再生技术联合应用大大提高了牙周病的治疗效果,其中以植骨材料、生长因子、细胞移植等联合应用最受关注,如何最大限度地发挥牙周再生潜力已成为当前的研究热点。

(二)口腔医疗数字化

随着计算机技术和快速成型技术(RP)的发展,计算机辅助设计与制作系统(CAD/CAM)不断推陈出新,大大缩短了义齿加工周期,该技术的出现被认为是口腔医学领域的革命性突破,使自动化、即刻化、美观化制作修复体成为可能。迄今为止,国外先后研制了十余种牙科 CAD/CAM 系统。以 Procera CAD/CAM 系统为代表的世界唯一的集约式大型全自动化修复体流水生产线,将 CAD/CAM 与网络完美结合,我国临床医师可以将国内扫描的数字化模型通过网络传输到瑞典、美国或者日本的工作站,加工中心通过 CAM 进行义齿的精准快速加工,从而大大简化修复体在技工室的加工流程,这种网络化与工业化、质量与速度并进的理念,实现了将高价值的设备集约化使用的目的,使全世界各地区都可以享受到计算机技术为人类带来的便捷。同时,CAD/CAM 的应用范围也在不断拓宽,不仅应用于固定义齿的制作,而且使可摘局部义齿和全口义齿的应用逐渐得到推广。

(三)多技术多学科联合

目前,多技术联合应用和多学科协作治疗复杂的口腔颌面及牙列缺损也成为研究热点。其中,牵张成骨(DO)技术被称为内源性组织工程,该技术在口腔颌面整复领域已得到广泛应用。口腔种植技术被称为20世纪牙科史上最令人瞩目的进展之一,近年来该技术的广泛应用为口腔医学发展带来了第二次飞跃。计算机模拟手术是在 CT、MRI 等影像资料的分析基础上,借助视频影像系统展示患者的全部手术过程并预测结果,使医务工作者能够全面、准确、合理地设计治疗方案,为临床提供可靠的参考。目前临床上借助种植技术、CAD/CAM、DO、计算机模拟手术等多种技术,采用个体化设计和个体化制造的理念,精确整复口腔颌面部严重组织缺损畸形,在获得颌面部外形重建的同时,恢复了患者的咀嚼、吞咽、发音等功能,取得良好效果。对于自体组织无法完全修复的颌面部软、硬组织大面积缺损患者,国内外学者探索了以人工材料修复为主要方式的颌面赝复治疗。由于多技术联合、数字化重建外科在国内外均刚刚起步,如何将种植、RP、显微外科、DO、CAD/CAM、计算机模拟手术等高精尖技术高效整合,规范其操作,拓展应用领域,研发配套软硬件来完成复杂病例的整复重建需要进一步的深入研究。

二、中国口腔医学发展存在的问题

改革开放以来,我国口腔医学取得了前所未有的发展,人民群众的口腔保健意识空前提高,口腔医疗服务水平、服务能力都是中国历史上最好的。但是我们还应清醒地看到,我们与发达国家存在很大的差距。

口腔医学专业与其他绝大多数医学科一样向纵深、跨学科、专业化发展,包括口腔颌面外科、口腔美容医学、口腔保健、口腔内科、口腔医学技术科等。在我国口腔医学科发展历史较晚,但是发展速度非常快,绝大多数的医学院校、涉医院校都开设了口腔医学相关专业。每年为我国输送口腔医学专业人才2万名左右,这一数字仍然在逐年上升。从专业的发展情况来看,国内的口腔医学专业人才的培养仍然遵循传统的医学培养模式,以5年制为主。教学的目标、内容尚不成熟,但教育部初步明确了口腔医学专业领域的基础课程,各个院校都会根据学校的教学目标、教学资源灵活的增加相应的课程。

目前国内针对口腔医学专业的培养仍然存在许多不足之处,主要表现为实践内容较少、涉及的口腔医学知识与技能与临床关联较弱,学习的理论知识、技能都相对落后,无法跟上当前的口腔医学前沿领域。如针对口腔畸形的矫正中矫治器,学习的内容仍然以弓丝矫治器为主,涉及了隐性矫治器内容较少。又如对于牙根填充治疗,目前广泛的应用根尖显微镜、超声预备技术,而教材上涉及的内容较少。口腔医学科所使用的技术更新换代速度快,而教材的编写耗时长、使用时间长,有时专业学生学习的知识已非常落后,与临床实际脱节。

除此之外,当前我国口腔医学专业人才培养模式也非常的落后,仍然以课堂教学、理论教学为主,受限于实践资源不足,实践课程非常少,如对于种植牙冠的制作,完全理论课程是不可取的。口腔医学专业是一项实践性非常强的专业,在临床实践过程中,治疗效果也往往容易受到医师的专业技能水平影响。学生实践经验少,在参加实习后,能够进行的实习操作也少,从开始学习,到能够独立的完成治疗需要较长的时间,可以说培养一名合格的口腔医学专业人才需要耗费大量的人力物力。

我国东、西部地区经济发展的不均衡导致了口腔医疗资源过分集中在东部沿海经济发达地区以及一些大城市。而经济相对落后的西部边疆地区口腔医学的发展水平严重滞后,人民大众的口腔保健意识也亟待提高。1999年国家提出了西部大开发战略,动员全社会的力量帮助和支持西部发展,已取得明显成效。中国口腔医学界也应该意识到口腔医学发展同样面临的这一严重问题。关注西部、支援西部、促进西部口腔医学发展及提高西部口腔保健水平已成为中国口腔医学工作者的共识。中华口腔医学会于21世纪初期启动的"口腔健康促进与口腔医学发展西部行"活动就是基于这一现实情况而开展的重要项目。

第二节　口腔颌面部解剖与生理

一、口腔前庭

口腔前庭为唇、颊与牙槽突、牙列、牙弓、牙龈及牙槽骨之间的蹄形潜在腔隙。口腔前庭外界为唇和颊，内界为牙齿、牙龈及覆盖于颌骨表面的黏膜，后部经下颌支前缘和最后磨牙之间的孔隙与固有口腔相通。在口腔前庭各壁上，有很多具有临床意义的解剖标志。

（一）唇

上界为鼻底，下界为颏唇沟，两侧以唇面沟为界，口裂将其分为上、下唇两部分。口裂两端为口角，其正常位置相当于尖牙与第一前磨牙之间，在实施口角开大或缩小术时，需注意此关系。唇部皮肤富有毛囊、皮脂腺与汗腺，为颜面疖痈的好发部位。上唇正中鼻小柱下方有一纵向浅沟，称人中，是面部中线标志。人中的上、中 1/3 交点为人中穴，是抢救昏迷患者按压的穴位。唇皮肤与红唇黏膜交界形成一弓形红唇缘，红唇中央下方最突起处称为唇珠。口轮匝肌在口唇呈环状分布，损伤或手术时应注意缝合肌层以免愈合后形成较宽的瘢痕。供应唇部血液的上、下唇动脉来自颌外动脉，在唇红缘处形成冠状动脉环，非常表浅，在外伤或手术时常用手指夹住实施止血。唇部黏膜下有很多小黏液腺，开口于黏膜，腺管受损伤阻塞时，易形成黏液腺囊肿。

（二）颊

上界为颧骨下缘，下界为下颌骨下缘，前以唇面沟、后以咬肌前缘为界。由皮肤、颜面浅层表情肌、颊脂体、颊肌和黏膜构成，组织松弛具有弹性。

（三）口腔前庭沟

口腔前庭沟为唇、颊黏膜移行于牙槽黏膜而形成的沟槽,构成口腔前庭的上下界,前部称眼唇沟,后部称眼颊沟,是局部麻醉常用的穿刺部位及手术切口部位。

（四）上、下唇系带

为前庭沟中线上呈扇形或线形的黏膜小皱襞。上唇系带较下唇系带明显。制作义齿时,基托边缘应注意避让。

（五）颊系带

位于上、下尖牙与前磨牙部位的黏膜皱襞区的扇形黏膜皱襞为颊系带。制作义齿时,基托边缘应注意此关系,其数目不定。

（六）腮腺乳头

在平对上颌第二磨牙牙冠的颊黏膜上有一乳头状突起,腮腺导管开口于此。腮腺造影检查或导管冲洗、注射治疗时,需从此口实施。

（七）颊脂垫尖

颊部脂肪组织较发达,有一团脂肪球被菲薄的结缔组织包绕呈三角形隆起称颊脂垫,三角形颊脂垫的底在前,其尖部称颊垫尖。大张口时此解剖标志非常明显,是下牙槽神经麻醉的重要标志。

（八）翼下颌皱襞

为延伸于上颌结节后内方向下的黏膜皱襞,其深面为翼下颌韧带所衬托。翼下颌皱襞为下牙槽神经麻醉与翼下颌间隙感染切口的重要标志。

（九）磨牙后区

由磨牙后三角和磨牙后垫所组成。磨牙后三角位于下颌第三磨牙的后方,为底朝前、尖朝后的三角区。磨牙后垫覆盖于该三角表面的软组织,发生第三磨牙冠周炎时,此处常表现为红肿。

二、固有口腔

牙列内侧往后直至咽部为固有口腔,其范围:上为硬腭和软腭,下为舌和口底,前界和两侧界为上、下牙弓,后界为咽峡。固有口腔是口腔的主要部分,舌位于其中。

(一)腭

为固有口腔上壁。参与发音、语言及吞咽等运动。由前部 2/3 硬腭与后部 1/3 肌性软腭所组成。

1. 硬腭

由上颌骨的腭突与腭骨水平板构成支架,表面覆以软组织。口腔面覆以致密的不易移动的黏骨膜,呈粉红色,能够耐受摩擦与咀嚼压力。黏骨膜具有附于黏膜和黏膜下层较附于骨面更为紧密的特点,施行腭裂手术时常将黏骨膜视为一整体从骨面分离,以便形成一个血运充足的组织瓣,用以修复腭裂。硬腭中线处纵向黏膜隆起称腭中缝,此处无黏膜下层。腭前部中缝两侧有横向黏膜皱襞,两中切牙的腭侧有一黏膜隆起称腭乳头,深面为切牙孔,是鼻腭神经血管的出入口,为腭前部局部麻醉的重要标志,义齿基托组织面在此处应做缓冲,否则会压迫神经造成疼痛。在硬腭后缘前方约0.5 cm,腭中缝与上颌第三磨牙腭侧龈缘连线的中外 1/3 处黏膜上有一浅凹陷,其深面为腭大孔,腭前神经与血管经此孔向前走行,分布于后牙腭侧牙龈与黏骨膜。

2. 软腭

附着于硬腭后缘向后下延伸,软腭后缘游离,中分呈小舌状为腭垂,两侧有两个皱襞向下移行为腭舌弓与腭咽弓,其间容纳腭扁桃体。软腭为一能动的肌肉膜样隔,厚约 1.0 cm,内有腭帆张肌、腭帆提肌、腭舌肌、腭咽肌、腭垂肌 5 对细小肌肉,与咽部肌肉协调运动,完成腭咽闭合,对完成呼吸、吞咽、语言等功能起重要作用。软腭的口腔面黏膜呈暗红色,下有很多小黏液腺。

(二)舌

为口腔重要的活动器官,位于口底上方,占据整个固有口腔,由舌内和舌外两组肌肉组成,协调完成舌体的各种复杂运动,在言语、咀嚼、味觉和吞咽功能活动中发挥重要作用。舌前2/3称舌体,后1/3称舌根,其间以"A"形的界沟分界,界沟尖端有舌盲孔,为胚胎甲状腺移行颈前的甲状舌管上端遗迹,此管在发育中如未消失则可形成甲状舌管囊肿。

(1)舌背部黏膜遍布舌乳头,绒状的细小乳头数目最多,为丝状乳头,呈天鹅绒状。

(2)位于丝状乳头间散在、稍大红色乳头为菌状乳头。呈"人"字形排列在界沟前方,数目比丝状乳头少,体积比丝状乳头大,乳头内含有丰富的味觉神经末梢,并有丰富的血管,故呈鲜红色。

(3)体积最大的乳头称轮廓乳头。呈轮状,沿"人"字沟排列,为8~12个。乳头周围有深沟环绕。

(4)在舌侧缘后部有数条并列的皱襞称叶状乳头,呈柳叶状,在人类是一种退化的乳头,位于舌体后部两侧边缘。正常时不明显,当有慢性炎症时,即显充血、水肿、突起,患者感到灼痛不适。

后三种乳头均含味蕾,司味觉。舌根部黏膜无乳头,由很多淋巴组织构成的大小不等的突起称舌扁桃体。

舌腹面黏膜薄而光滑、返折,与舌下口底黏膜相延续,正中的黏膜皱襞称舌系带。有的儿童舌系带附着靠近舌尖且粗短,限制舌体运动,使舌不能伸出口外并向上卷起,称为舌系带过短,影响正常发音,需要手术加以矫正。

舌神经司舌前2/3的感觉,舌后1/3的感觉由舌咽神经接收,味觉由参与舌神经的面神经鼓索支接收,舌的运动神经为舌下神经。舌的淋巴极为丰富,而且引流广泛,舌前2/3的淋巴多引流至颏下、颌下或颈深上淋巴结群,舌后1/3的淋巴多引流至颈深淋巴结群,加上舌的血运充足,运动频繁,所以舌部一旦出现癌肿容易早期发生转移。

(三)口底

位于舌体之下,下颌舌骨肌和舌骨舌肌之上,周围被下颌骨体部所包绕,后部与舌根相连,由疏松结缔组织构成。舌系带两侧各有一黏膜突起,称舌下肉阜,是颌下腺与舌下腺的开口处。两个腺体分泌的唾液经此流入口腔。由于口底组织比较疏松,外伤或感染时容易形成较大血肿、水肿等,将舌推向上方导致呼吸困难或窒息,应引起警惕。舌下肉阜向后的延伸部分称颌舌沟,沟前部的黏膜隆起称舌下皱襞,其深面有舌下腺、颌下腺导管和舌神经、舌动脉走行,位置非常表浅,在这个部位进行各种外科操作时应注意保护这些重要的解剖结构,避免损伤。

第三节　口腔颌面部检查

一、口腔检查的意义

正确的治疗来源于正确的诊断,正确的诊断来源于对病情全面而深入的了解以及科学的分析、综合和判断。要了解病情必须认真详细地采集病史,全面地进行各种检查。一般而言,口腔临床检查应遵循从一般到特殊、从明显到不明显、从外到内的顺序,通过对患者进行深入细致的视诊、探诊、叩诊等一般性临床检查之后,结合病史资料,可取得较为准确的诊断。正确的诊断是拟订恰当的治疗计划、取得满意治疗效果的必备前提。

口腔检查不但要考虑局部情况,如牙体组织、牙周组织、口腔黏膜以及颌面部状况等,还要考虑与疾病有关的全身情况。有些口腔疾病特别是口腔黏膜病,实际上是全身疾患的表征,当然,也有些疾病是通过口腔检查首先发现的。因此,细致的口腔检查还为全身疾患的早发现、早诊断、早治疗提供相关依据。

二、检查前准备

(一)医师的准备

在口腔检查与治疗过程中,需要建立良好的医患关系。在对患者进行检查前,需要首先进行手部的处理:剪短指甲,肥皂洗手,清水冲洗后佩戴一次性医用手套。

(二)患者准备

检查前先漱口,若有义齿,要先取下,放在漱口杯里。

（三）检查室环境

1. 环境

清洁、安静。优美的环境布置,有利于患者放松心情,若有条件可配置背景音乐,使患者在极为温馨的环境下接受检查。检查时,除医护人员和患者外,不应有其他人在场围观。儿童可以由一名家长陪同。

2. 照明

检查室应具备充足的自然光线,并使光线能聚集在口腔及其周围。若自然光线不足,必须采用冷光源灯光辅助照明。

（四）检查器械的准备

1. 椅位的检查和调节

口腔检查的第一步要进行椅位检查与调节。一般地,患者的头、颈和背应处于一条直线。检查上颌牙时,椅背应稍向后仰,使上颌牙列与地面呈45°;检查下颌牙时,椅背应稍直立,使下颌牙平面与地面基本平行。牙椅的灯光要照射在患者口腔的拟检查部位,避免因强光照射引起患者眼睛不适。在检查过程中,医师要注意坐姿,无法直视的部位应尽量使用口镜,减少身体前屈、弯腰低头等动作,以减轻疲劳,预防颈椎、腰椎病的发生。

2. 口腔检查器械

口腔检查时需要特殊的口腔检查器械,如口镜、探针、镊子等。检查时,医师一般左手持口镜,右手持镊子或探针。根据检查目的的不同亦可辅以其他器械,如牙周探针等。所有器械需经严格消毒后方可使用。

第二章　口腔常见疾病

第一节　牙体牙髓病

一、龋病

(一)病因

龋病是一种多因素疾病,有四种相互作用的因素在疾病发生过程中起主要作用,包括:①口腔致龋菌群;②蔗糖等适宜的细菌底物;③敏感的宿主;④在口腔滞留足够的时间。此为龋病病因的四联因素理论。

1. 细菌

口腔中的主要致龋菌是变形链球菌,其次为某些乳杆菌和放线菌。这些细菌的致龋特征主要基于其对牙面的附着能力,利用蔗糖产酸的能力以及耐酸能力。在牙菌斑存在的条件下,细菌作用于牙体组织,导致龋病发生。

2. 食物

蔗糖等糖类食物在口腔中可作为细菌代谢的底物。

3. 宿主

宿主对龋病的易感程度主要受牙和唾液的影响。

4. 时间

龋病发病的每个过程均需一定时间。

(二)临床表现

根据龋病的临床表现,可按其进展速度、解剖部位及病变深度进行分类。

1. 按进展速度分类

（1）急性龋。

又称湿性龋,多见于儿童或青年人。龋损呈浅棕色,质地湿软,病变进展较快。

猖獗龋（曾称猛性龋）又称放射性龋,是急性龋的一种特殊类型,常见于颌面及颈部接受放射治疗的患者,多数牙在短期内同时患龋,病程进展很快。口干综合征或有严重全身疾病的患者,由于唾液分泌量减少或未注意口腔卫生,亦可能发生猖獗龋。

（2）慢性龋。

又称干性龋,临床多见。龋损呈黑褐色,质地较干硬,病变进展较慢。

静止龋是一种慢性龋,在龋病发展过程中,由于病变环境改变,牙体隐蔽部位外露或开放,原有致病条件发生变化,龋损不再继续发展而维持原状。如邻面龋,由于相邻牙被拔除后,龋损表面容易清洁,龋病进程自行停止。

（3）继发龋。

龋病治疗后,由于充填物边缘或窝洞周围牙体组织破裂,形成菌斑滞留区,或修复材料与牙体组织不密合,形成微渗漏,或因治疗时未将病变组织除净,而再次发生的龋病。因位置隐蔽,不易被查出。

2. 按解剖部位分类

（1）颌面（窝沟）龋和平滑面龋。

窝沟龋指发生于磨牙或前磨牙咬合面、磨牙颊面沟、上前牙舌面的龋损。窝沟龋损呈锥形,底部朝向牙本质,尖向釉质表面。有些龋损的釉质表面无明显破坏,具有这类临床特征的龋损又称潜行性龋。

平滑面龋可分为两个亚类:发生于牙近、远、中触点处的损害称邻面龋;发生于颊面或舌面,靠近釉质牙骨质界处为颈部龋。釉质平滑面龋损呈三角形。当龋损到达釉质牙本质界时,可沿釉质牙本质界向侧方扩散,在正常的釉质下方发生潜掘性破坏。

（2）根面龋。

在根部牙骨质发生的龋损称为根面龋,多发生于牙龈退缩、根面外露的老年人牙列。

11

（3）线形釉质龋。

为非典型性龋损,常见于拉丁美洲和亚洲的儿童乳牙列。发生于上颌前牙唇面的新生线处,龋损呈新月形。

（4）隐匿性龋。

在看似完整的釉质下方形成的龋洞,好发于磨牙沟裂下方和邻面,临床常漏诊。

3. 按病变深度分类

根据病变深度可分为浅龋、中龋和深龋。

（1）浅龋。

浅龋分为窝沟龋和平滑面龋。窝沟龋的龋损部位色泽变黑,用探针检查时有粗糙感或能钩住探针尖端。平滑面龋一般呈白垩色、黄褐色或褐色斑点。患者一般无自觉症状,对冷、热、酸、甜刺激亦无明显反应。X线片检查有利于发现隐蔽部位的龋损,荧光显示法或氩离子激光透射法可辅助诊断。

（2）中龋。

中龋的龋坏已到达牙本质浅层,龋洞形成,洞内牙本质软化呈黄褐或深褐色。患者对酸甜刺激敏感,过冷过热饮食也能产生酸痛感觉,冷刺激尤为显著,但刺激去除后症状立即消失。颈部牙本质龋的症状较为明显。

（3）深龋。

深龋的龋洞深大,达牙本质深层。位于邻面的深龋,外观略有色泽改变,洞口较小而病损破坏很深。深龋无自发痛,但当食物嵌塞入洞中或患牙遇冷、热、化学刺激时,可出现疼痛,去除刺激后症状立即消失。

（三）治疗

1. 化学疗法

化学疗法是用化学药物处理龋损,终止或消除病变的方法。主要适用于恒牙早期釉质龋、乳前牙邻面及乳磨牙面广泛性浅龋、静止龋。常用药物为75%氟化钠甘油糊剂或10%硝酸银和氨硝酸银。

2. 再矿化治疗

再矿化治疗是采用人工方法使已脱矿、变软的釉质或牙骨质发生再矿化,恢复硬度,终止或消除早期龋损的方法。

再矿化液含不同比例的钙、磷和氟。将浸有再矿化液的棉球置于患处，每次放置数分钟，反复3~4次。亦可配成漱口液，每日含漱。

3.预防性树脂充填

预防性树脂充填是指采用窝沟封闭剂防治窝沟龋的有效方法，适用于窝沟内微小浅龋及可疑龋。

窝沟封闭剂由树脂、稀释剂、引发剂及一些辅助成分，如填料、氟化物、染料等组成。临床操作步骤包括清洁牙面隔湿、酸蚀、涂布及固化封闭剂。

4.修复性治疗

用手术的方法去除龋坏组织，制成一定洞形，选用适宜的修复材料修复缺损部分，恢复患牙的形态和功能。根据患牙部位和龋损类型，可选择不同的修复材料和方法。

（1）窝洞预备。

简称备洞，用牙体外科手术的方法将龋坏组织去净，并按要求制备成具有一定形状的窝洞，以容纳和支持修复材料。

（2）术区隔离。

为防止唾液进入窝洞，避免唾液中的细菌污染洞壁，唾液中的水分和蛋白等影响充填材料的性能和与洞壁的密合，需将准备修复的患牙与口腔潮湿环境隔离。

（3）窝洞封闭、衬洞及垫底。

为隔绝外界和修复材料的刺激，保护牙髓，并垫平洞底，形成充填洞形，充填前应根据窝洞的深度和修复材料的性质对窝洞做适当处理。

（4）充填。

选用适当的修复材料，填入预备好的窝洞，恢复患牙的外形和功能。

二、四环素牙

四环素牙是指四环素族药物引起的着色牙。

（一）病因

在牙的发育矿化期服用四环素族药物，药物可被结合到牙组织内，使牙着色。初期呈黄色，在阳光照射下呈现明亮的黄色荧光，以后逐渐由黄色变成棕褐色或深灰色。四环素还可在母体通过胎盘引起乳牙着色。前牙比后牙着色明显,乳牙比恒牙着色明显。

四环素对牙的影响主要是着色,有时也合并釉质发育不全。

四环素对牙着色和釉质发育不全的影响因素包括:①四环素族药物本身的颜色,如:盐酸去甲金霉素(地美环素)呈铜黄色,土霉素呈柠檬黄色;②四环素降解而呈现的色泽,因为四环素对光敏感,可在紫外线或日光下变色;③四环素在牙本质内,因结合部位的深浅而使牙本质着色的程度有所不同,着色带越靠近釉质牙本质界,越易着色;④与釉质本身的结构有关,在严重釉质发育不全,釉质完全丧失时,着色的牙本质较为明显。

早期服用四环素可引起牙着色和釉质发育不全,8岁后再给药则一般不会引起牙着色。

(二)治疗

(1)复合树脂修复。

(2)烤瓷冠修复。

(3)漂白治疗法:可用于不伴有釉质发育不全者。

外漂白法:清洁牙面,用凡士林涂布牙龈及软组织表面,将浸过30%过氧化氢溶液的吸药纸片贴敷于前牙唇面,与龈缘应留有少许距离,红外线或白炽灯照射10 min,疗程共5~8次;也可采用凝胶漂白。

内漂白法:按常规行牙髓摘除术后,去除根管充填物至根管口下2~3 mm处,在髓室中封入30%过氧化氢液或30%过氧化氢液与过硼酸钠调成的糊剂脱色。每3天换药1次,共4~6次。当色泽满意时,用复合树脂充填窝洞。

第二节　牙体非龋性疾病和发育异常

一、牙体慢性损伤

(一)磨损

单纯的机械摩擦作用造成牙体硬组织缓慢、渐进性地丧失称为磨损。

在正常咀嚼过程中,随年龄的增长,牙齿𬌗面和邻面由于咬合而发生的均衡的磨耗称为生理性磨损,牙齿组织磨耗的程度与年龄是相称的。临床上,常由某种因素引起个别牙或一组牙,甚至全口牙齿的磨损不均或过度磨损,称为病理性磨损。

1. 病因

(1)牙齿硬组织结构不完善,发育和矿化不良的釉质与牙本质易出现磨损。

(2)𬌗关系不良。𬌗力负担过重、无𬌗关系的牙齿不发生磨损,甚至没有磨耗;深覆𬌗或有干扰的牙齿磨损重。缺失牙齿过多或牙齿排列紊乱可造成个别牙或一组牙负担过重而发生磨损。

(3)硬食习惯。多吃粗糙、坚硬食物的人,如古代人、一些少数民族,全口牙齿磨损较重。

(4)不良习惯。工作时咬紧牙或以牙咬物等习惯可造成局部或全口牙齿的严重磨损或牙齿特定部位的过度磨损。

(5)全身性疾病。如胃肠功能紊乱、神经官能症或内分泌紊乱等,导致咀嚼肌功能失调而造成牙齿磨损过度;唾液内黏蛋白含量减少,降低了其对牙面的润滑作用而使牙齿磨损增加。

2. 病理

因磨损而暴露的牙本质小管内的成牙本质细胞突起发生变性,形成死区或透明层,相应部位近髓端有修复性牙本质形成,牙髓发生营养不良性变化。修复性牙本质形成的量,依牙本质暴露的面积、时间和牙髓的反应而定。

3. 临床表现及其并发症

(1)磨损指数。测定牙齿磨损指数已提出多种,其中较完善和适合临床应用的是 Smith B-GN 和 Knight JK 提出的,包括牙齿的𬌗、颊(唇)、舌面、切缘及牙颈部的磨损程度在内的牙齿磨损指数。

釉面特点未丧失,牙颈部外形无改变。

釉面特点丧失,牙颈部外形丧失极少量。

釉质丧失,牙本质暴露少于表面积的 1/3,切缘釉质丧失,刚暴露牙本质,牙颈部缺损深度在 1 mm 以内。

釉质丧失,牙本质暴露多于牙面的 1/3,切缘釉质和牙本质丧失,但尚未暴露牙髓和继发牙本质,牙颈部缺损深达 1~2 mm。

釉质完全丧失,牙髓暴露或继发牙本质暴露,切缘的牙髓或继发牙本质暴露,牙颈部缺损深度>2 mm。

(2)临床表现和并发症。随着磨损程度的增加,可出现不同的症状。

①釉质部分磨损。露出黄色牙本质或出现小凹面。一些磨损快、牙本质暴露迅速的病例可出现牙本质过敏症。

②当釉质全部磨损后。颌面除了周围环以半透明的釉质外,均为黄色光亮的牙本质。牙髓可因长期受刺激而发生渐进性坏死或髓腔闭锁;亦可因磨损不均而形成锐利的釉质边缘和高陡牙尖,如上颌磨牙颊尖和下颌磨牙舌尖,使牙齿在咀嚼时受到过大的侧方颌力产生颌创伤;或因充填式牙尖造成食物嵌塞,发生龈乳头炎,甚至牙周炎;过锐的牙尖和边缘还可能刺激颊、舌黏膜,形成黏膜白斑或褥疮性溃疡。

③牙本质继续迅速磨损,可使髓腔暴露,引起牙髓病和根尖周病。

④全口牙齿磨损严重,牙冠明显变短,颌间距离过短可导致颞下颌关节病变和关节后压迫症状。

4. 防治原则

(1)去除病因。

如改正不良习惯、调颌、修复缺失牙及治疗引起磨损的全身疾病等。

(2)对症治疗。

磨损引起的牙本质过敏症可行脱敏治疗。

(3)个别牙齿重度磨损与对颌牙之间有空隙的修复。

深的小凹面用充填法治疗;牙齿组织缺损严重者可在牙髓治疗后用高嵌体或全冠修复。多个牙齿重度磨损可用颌垫适当抬高颌间距离。

(二)磨牙症

睡眠时有习惯性磨牙或清醒时有无意识的磨牙习惯称为磨牙症。

1. 病因

磨牙症的病因虽然至今尚未明确,但与下列因素有关。

(1)精神因素。

口腔具有表示紧张情绪的功能。患者的惧怕、愤怒、敌对、抵触等情绪,若因某种原因难以表现出来,这些精神因素,特别是焦虑、压抑、情绪不稳等可能是磨牙症的重要病因之一。

（2）颌因素。

神经紧张的个体中，任何颌干扰均可能是磨牙症的触发因素。磨牙症患者的颌因素多为正中颌早接触，即牙尖交错位颌干扰，以及侧方颌非工作侧的早接触。临床上用调颌的方法也能成功地治愈部分磨牙症。颌因素是口腔健康的重要因素，但是否为引起磨牙症的媒介尚有争议。

（3）中枢神经机制。

目前有趋势认为磨牙与梦游、遗尿、噩梦一样，是睡眠中大脑部分唤醒的症状，是一种与白天情绪有关的中枢源性的睡眠紊乱，由内部或外部的、心理或生理的睡眠干扰刺激所触发。

（4）全身其他因素。

与寄生虫有关的胃肠功能紊乱、儿童营养缺乏、血糖血钙浓度、内分泌紊乱、变态反应等都可能成为磨牙症的发病因素。有些病例表现有遗传因素。

（5）职业因素。

汽车驾驶员，运动员，要求精确性较高的工作如钟表工，均有发生磨牙症的倾向。

2. 临床表现

患者在睡眠时或清醒时下意识地做典型的磨牙动作，可伴有嘎嘎响声。磨牙症可引起牙齿颌面和邻面的严重磨损，可出现牙磨损并发的各种病症。顽固性磨牙症会导致牙周组织破坏、牙齿松动或移位、牙龈退缩、牙槽骨丧失。磨牙症还能引起颞下颌关节功能紊乱症、颌骨或咀嚼肌的疲劳或疼痛、面痛、头痛，并向耳部、颈部放散。疼痛为压迫性和钝性，早晨起床时尤为显著。

3. 治疗原则

（1）除去致病因素，可进行心理治疗，调颌，治疗与磨牙症发病有关的全身疾病等。

（2）对症治疗因磨损引起的并发症。

（3）对顽固性病例应制作颌垫，定期复查。

二、牙齿外伤

(一)不全冠折

牙面釉质不全折断,牙体组织无缺损。临床常见,但易被忽略,又称为裂纹。

1. 病理

从牙釉质表面开始与釉柱方向平行的折断线可止于釉质内,也可到达釉牙本质界。裂纹常可在釉板的基础上加重。

2. 临床表现

在牙齿的唇(颊)面有与牙长轴平行、垂直或呈放射状的细微裂纹。可无任何症状或有对冷刺激一过性敏感的症状。

3. 治疗原则

(1)无症状者可不处理。

(2)年轻恒牙有症状者可做带环冠,用氧化锌丁香油糊剂黏着6~8周,以待修复性牙本质形成。

(3)少量调颌。

(二)冠折

1. 临床表现

冠折有两种情况如下。

(1)冠折未露髓。

仅限于冠部釉质或釉质和牙本质折断,多见于上中切牙近中切角或切缘水平折断,偶见折断面涉及大部分唇面或舌面。牙本质折断者可出现牙本质过敏症,有时可见近髓处透红、敏感。

(2)冠折露髓。

折断面上有微小或明显露髓孔,探诊和冷热刺激时敏感。如未及时处理,露髓处可出现增生的牙髓组织或发生牙髓炎。

2. 病理

牙本质暴露后,成牙本质细胞突发生变性或坏死,形成透明牙本质、修复性牙本质或死区。牙髓如果暴露,其创面很快便有一层纤维蛋白膜覆盖,下方有多形核白细胞浸润;牙髓内组织细胞增多,以后这些炎症浸润向深部蔓延。

3.治疗原则

(1)少量釉质折断。

无症状者调磨锐利边缘,追踪观察牙髓情况。

(2)少量釉质、牙本质折断者。

断面用对牙髓刺激小的水门汀覆盖,6~8周后若无症状,用复合树脂修复。

(3)牙本质折断。

近髓者年轻恒牙应间接盖髓,6~8周后或待根尖形成后用复合树脂或嵌体修复。成人牙可酌情做间接盖髓或根管治疗。

(4)冠折露髓者。

成年人可做根管治疗后修复牙冠;年轻恒牙应做直接盖髓或活髓切断术,待根尖形成后再做根管治疗或直接做牙冠修复。

第三节　牙颌面畸形

一、上颌前突畸形

(一)概述

上颌前突又称上颌前后向发育过度,为发育性的,是东方蒙古人种中最常见的牙颌面畸形。多见上颌前牙及牙槽突的前突。

(二)诊断

(1)开唇露齿,自然状态下双唇不能闭拢。

(2)上前牙常向唇侧倾斜,有的伴拥挤不齐,前牙深覆,深覆盖。

(3)面中部明显前突,鼻下部呈现凸面。

(4)头影测量 SNA 角大于正常,SNB 角正常,ANB 角大于正常。如仅是上颌前牙和牙槽突前突,SNA 角正常。

（三）治疗

（1）处于发育阶段的上颌前突可采用正畸治疗。轻度上颌前突畸形，伴后牙唇侧扇状倾斜拥挤者，可采用正畸治疗。

（2）可采用上前牙根尖下截骨术和上颌骨 Le fort I 型截骨。

二、上颌后缩畸形

（一）概述

上颌后缩畸形为上颌骨前后向发育不足。发病原因有发育因素、遗传因素、外伤等。

（二）诊断

（1）面中部凹陷，垂直距离变短。

（2）上唇位于下唇后方，闭口时下唇前突。

（3）前后牙反颌，有时伴有开颌。上前牙伴有代偿性唇向倾斜，下前牙伴有舌向倾斜。

（4）常伴有咀嚼功能和语言功能下降。

（5）X 线头影测量 SNA 角小于正常，SNB 角正常或大于正常，ANB 角小于正常。

（三）治疗

（1）首先进行术前正畸治疗，前牙去代偿，使牙轴方向趋于正常，并排齐牙列。

（2）行上颌骨前徙术。

第三章　常见错畸形的矫治

第一节　牙拥挤

一、概述

（一）病因

1. 遗传因素

牙拥挤具有明显的遗传特征。牙的数目、大小、形态受遗传的控制较强，颌骨的大小、位置、形态，在一定程度上也受遗传的影响，并可在亲代和子代之间有相同的表现。这种遗传特征是客观存在的，但遗传机制还不十分清楚。

2. 替牙期障碍

乳恒牙的替换障碍是造成牙拥挤的常见病因。如乳牙早失，特别是第二乳磨牙早失，将造成邻牙向缺隙倾斜或移位，导致牙弓长度的减小，恒牙萌出时因间隙不足而发生错位或阻生。另外，乳牙滞留，造成后继恒牙萌出错位而呈现拥挤。

3. 颌骨发育不足

颌骨发育不足导致骨量相对小，牙量相对大，牙量骨量不调，牙不能整齐地排列在牙槽骨内，而造成牙错位和牙拥挤。

4. 牙量过大

由于牙的近远中径过大，导致牙量骨量不调，牙量大于骨量，造成牙的排列拥挤错位。多生牙的存在，也会因占据了牙弓间隙而造成正常恒牙拥挤错位。

5. 不良习惯

某些口腔不良习惯，如儿童吮指、口呼吸等可造成牙弓狭窄或影响颌骨

21

发育而致牙列拥挤。另外,长期咬下唇可造成下前牙舌倾,并发拥挤。

(二)临床表现

1. 牙拥挤与错位

牙齿呈不同方向重叠排列,牙弓形态不规则。上前牙唇向错位可导致覆盖过大,舌向错位可使前牙呈反关系;高位或低位可导致覆过深或无咬合接触。后牙拥挤错位可造成后牙反等。

2. 牙体、牙周组织变化

牙拥挤可导致上下牙弓咬合紊乱,影响正常口腔功能。因牙自洁作用差,容易诱发龋病、牙髓炎、根尖周炎;还可引起牙龈红肿、出血、牙结石;严重时可伴有咬合创伤,形成牙周袋、牙槽骨吸收、牙松动脱落等。

3. 面部形态的改变

单纯性牙拥挤对患者的面部突度及高度均无明显的影响。但是,牙拥挤若与其他类型错同时存在或上颌尖牙严重影响唇向移位时,面部形态可有不同程度的改变。

(三)诊断

1. 牙拥挤的分度

根据拥挤的严重程度或间隙不足的差距大小分为轻、中、重三度。

(1)轻度拥挤(Ⅰ度拥挤):拥挤程度轻,每个牙弓差2~4 mm间隙。

(2)中度拥挤(Ⅱ度拥挤):拥挤程度较重,每个牙弓差4~8 mm间隙。

(3)重度拥挤(Ⅲ度拥挤):拥挤程度严重,每个牙弓差8 mm以上间隙。

2. 牙拥挤度的确定

牙拥挤度的确定依赖模型的测量,直接由牙弓应有弧形长度与牙弓现有弧形长度之差,或可用间隙与必需间隙之差得出,即为牙弓的拥挤程度。

二、矫治方法

(一)替牙期牙拥挤

替牙期牙拥挤的治疗,常采用的是预防性矫治和阻断性矫治,治疗的重

点是对乳恒牙的替换过程进行监控,促进牙列与𬌗的正常发育。主要包括:
①乳牙龋病的预防和治疗。②口腔不良习惯的破除。③对暂时性拥挤的观察。④多生牙、埋伏牙、外伤牙的处理。⑤乳牙早失的间隙保持。⑥乳牙滞留的适时拔除。⑦第一恒磨牙前移时的间隙恢复。⑧严重拥挤时的序列拔牙。⑨影响颌骨发育之错(乳前牙反)的早期矫正,防止拥挤的发生。

(二)恒牙期牙拥挤

恒牙期牙拥挤的治疗原则是以增大骨量或减小牙量来达到牙量与骨量的协调,从而为解除拥挤、排齐牙列创造条件,同时兼顾牙、颌、面的协调、稳定和美观。减小牙量的方法有:邻面去釉、拔牙、矫治扭转牙;增加骨量的方法有:扩大腭中缝以增加牙弓宽度和长度,采用口外力和功能性矫治器刺激颌骨和牙槽骨生长,应用牵张成骨术刺激牙槽骨生长。不管是通过增加骨量或是减小牙量,拥挤牙必须在获得足够间隙的基础上,才能开始受力矫治,这是取得矫治成功的重要条件。

1.轻度牙拥挤

轻度拥挤的矫治原则为扩大牙弓,增加骨量。若伴有颌骨或牙弓前突,则需考虑减数矫治。推磨牙向远中、宽度扩展和唇向移动切牙均能起到扩大牙弓的作用。

(1)牙弓长度扩展。

①推磨牙向远中:向远中移动上颌第一磨牙,一般每侧可以获得2~4 mm 的间隙;使下颌磨牙直立,每侧可获得 1 mm 的间隙。推磨牙向远中的适应证:a. 由于第二乳磨牙早失,导致第一磨牙近中移位而造成的轻度牙拥挤。b. 磨牙远中关系。c. 第二恒磨牙未萌出或初萌尚未建𬌗。d. 无第三磨牙。

可摘矫治器:可摘矫治器由腭基托、改良箭头卡环和指簧构成。每次指簧加力 100~125 g,磨牙向远中倾斜移动。为了减小磨牙移动阻力,可以在前牙腭侧增加一薄层平面导板,使后牙脱离咬合约 1 mm,可获得 3 mm 的间隙。

对于口内支抗不足或需要同时推 2 个磨牙,或包括前磨牙向远中的患者,可采用可摘矫治器口外牵引装置。这种装置是由口内矫治器、口外唇弓及头帽三部分组成。口内矫治器部分可在上颌两侧第一磨牙放置旋转改良箭头卡环,两侧第一前磨牙放置改良卡环,两侧第二磨牙放置旋转单臂卡环,并在两侧第一磨牙箭头卡上焊接内径为 1.2 mm 的颊面圆管,用于口外唇弓的内弓插入。口外唇弓的内弓用直径 1.2 mm 的不锈钢丝弯制,内弓的前部应离开切牙 2~3 mm,外弓常用直径为 1.5 mm 的不锈钢丝弯制,在切牙区与内弓平行重叠焊接,自侧切牙远中弯向口外,两末端弯曲呈钩,使用时将口外唇弓通过橡皮圈挂在头帽上。如单侧推磨牙或双侧推磨牙的距离不等时,将口外弓的位置加以改变即可。应用口外唇弓推上颌磨牙向远中期间,每日至少应戴用 12~14 h,所用的牵引力每侧为 300~500 g,并应根据患者的面部垂直发育情况调整牵引的方向:a. 高角型病例应使用高位牵引。b. 低角型病例应使用低位牵引。c. 下颌平面角适中的病例应使用水平牵引。

固定矫治器:固定矫治器口外牵引装置与可摘矫治器基本相同。不同点是在后移磨牙上黏附有颊面管的带环,使用时将口外唇弓插入圆管内即可。推磨牙向远中的口内固定矫治器中,以"摆"式矫治器最有代表性,其后移磨牙的弹簧曲由 β 钛丝制成,并用腭基托增加支抗,不需使用口外唇弓。远中直立下颌磨牙有多种方法,如固定矫治器的磨牙后倾曲、螺旋弹簧、下唇唇挡等。以上这些方法常需配合使用Ⅲ类颌间牵引,以防止由此导致的下颌切牙唇侧倾斜。

②唇向移动切牙:由于唇向移动切牙可导致切牙唇倾,牙弓的突度增加,覆𬌗变浅,故临床仅用于切牙舌倾、深覆的病例。使用固定矫治器时应在前牙段弯制数个垂直开大曲,利用垂直开大曲的作用使前牙唇移;或用高弹性弓丝末端欧米茄曲,使弓丝的前段离开前牙唇面约 1 mm 的距离,将弓丝结扎入托槽后,利用弓丝的弹性使前牙唇移;对于上前牙闭锁,可采用摇椅形弓丝,加大上颌补偿曲线,使内倾的上切牙轴直立,同时增加牙弓的长度;使用可摘矫治器时,在切牙舌侧放置双曲舌簧使切牙唇移,增加牙弓的长度。

(2)牙弓宽度扩展。

宽度扩展适用于牙弓宽度不足而导致的牙拥挤,使用扩大基骨和牙弓的方法获得间隙,以排齐拥挤的牙。宽度扩展有 3 种类型:矫形扩展、正畸扩展、被动扩展。矫形扩展即为上颌腭中缝扩展。临床使用最多的是腭中缝扩展矫治器(Hass 和 Hyrax 矫正器)。矫形扩展的适应证主要为严重拥挤或严重宽度不调、后牙反等病例。上颌发育不足进行前方牵引的安氏Ⅲ类错可以并发腭中缝开展，8～14 岁的替牙晚期和恒牙早期的患者可使用此方法。年龄越小，骨缝扩开的作用越明显，牙周并发症的可能性越小。成年患者在使用此方法时，必须配合颊侧骨皮质切开术。

①矫形扩展：上颌腭中缝扩展的速度有快速、慢速之分。快速腭中缝扩展法是矫治力的大小与施力的速度超过了机体的反应速度，其方法是每日将螺旋器开大 0.5～1.0 mm(每日旋转 2～4 次，每次 1/4 圈)，连续进行 2～3 周；力的积累可达 2 000～3 000 g，使腭中缝迅速打开，然后用原矫治器保持 3～4 个月，以使新生骨组织在扩大的腭中缝内沉积。慢速扩展其加力的方式更缓慢一些，力量也较小，每周将螺旋器打开 1 mm(每周 4 次，每次旋转 1/4 圈)，螺旋产生的力为 1 000～2 000 g，在 2～3 个月内逐渐使腭中缝扩大；去除扩大器后要使用可摘矫治器保持 1 年以上，或者立即采用固定矫治器继续治疗。快速和慢速扩弓都可以获得相同的作用效果，但慢速扩弓更符合骨的生理反应。乳牙期和替牙期的腭中缝开展，多采用四角圈簧矫治器进行矫治。

②正畸扩展：当腭中缝骨改建效应缺乏时，通过扩弓器释放的力作用于两侧后牙，使其向颊侧倾斜移动而扩大牙弓。此为正畸扩展，常用于恒牙期的青少年或成人，每侧可得到 1～2 mm 间隙。上颌常用螺旋扩弓分裂基托矫治器，一般每 1～2 周加力 1 次，每次将分裂基托的裂缝加宽 1～1.5 mm，3～4 个月则可达到扩大牙弓的目的。下颌多用金属支架式可摘矫治器。

③被动扩展：使用功能调节器，由于颊屏去除了颊肌对牙弓的压力，在舌体的作用下牙弓的宽度得以开展，牙弓的宽度增加可达 4 mm。此种治疗方法往往需要从替牙早期开始并持续到青春期结束。

2. 中度牙拥挤

中度拥挤处于拔牙或不拔牙矫治的边缘病例，应结合颅面软组织形态，选择合适的手段，能不拔牙者尽可能不拔牙。在严格掌握适应证和遵循规范操作程序的前提下，也可以采用邻面去釉的方法，此法不同于传统的片切或减径的方法。

邻面去釉一般是针对第一恒磨牙之前的所有牙，而不是某一两颗牙。

邻面去除釉质的厚度为 0.25 mm,在两侧第一恒磨牙之间的各牙邻面去釉,总共可获得 5~6 mm 的牙弓间隙。

(1)适应证。

①轻、中度牙弓间隙不足(每个牙弓差 4~6 mm),特别是低角病例。②牙较宽大或上、下牙弓牙的比例大小失调。③口腔健康状况良好,少有龋坏。④成年患者。

(2)治疗程序。

邻面去釉须遵循正确的程序并规范临床操作。①固定矫治器排齐牙列,使邻牙之间接触点关系正确。②根据拥挤的程度确定去釉的牙数,去釉的顺序从后向前。③使用粗分牙铜丝或开大型螺旋弹簧,使牙的接触点分开,便于去釉操作。④使用弯机头,用细钻去除邻面 0.2~0.3 mm 釉质,再做外形修整,同时对两颗相邻牙的邻面去釉。操作时,在龈乳头上方颊舌向放置直径 0.51 mm 的钢丝,保护牙龈和颊、舌组织;去釉面涂氟。⑤在弓丝上移动螺旋弹簧,将近中的牙向已去釉获得的间隙移动。复诊时近中牙的近中接触点被分开,重复去釉操作。⑥随着去釉的进行,牙逐渐后移,并与支抗牙结扎为一体。整体过程中不再拆除弓丝,当获得足够间隙后前牙则可排齐。⑦整个治疗时间为 6~12 个月。

3. 重度牙拥挤

矫治原则主要以减少牙量为主。一般采用减数方法配合可摘或固定矫治器进行治疗。

(1)拔牙矫治的原则。

对正畸拔牙应采取慎重态度,确定是否拔牙要经过细致的模型和 X 线头影测量分析,必要时还可进行试验性治疗,决定是否减少牙数。同时还要尊重患儿及家长的要求。

对于必须拔牙矫治的病例应遵循下列原则。①拔牙前应在全口曲面断层 X 线片上对牙周、牙体进行全面评估,并确定是否存在埋伏牙、多生牙、先天缺失牙、短根等,如有病变应尽量拔除患牙。②拔牙时还应注意中线与对称性减牙的问题。上颌中线是对美观影响较大的因素,如上颌中线过于偏向一侧(偏移在一个中切牙冠宽度的 1/3 以上),将对面型美观有较明显的影响而表现出上颌前牙左右不对称,一般情况下拔牙应遵循"等量对称"的原则;下颌 4 个切牙大小相近,又有上切牙覆盖,拔除一个切牙时一般不影响牙弓的对称性,对美观的影响也不明显。③关于补偿性拔牙的问题。大多数情况下,一个牙弓减数后,另一个牙弓也需要减牙,以便使上下牙弓的牙量保持一致,得到良好的咬合关系。

（2）拔牙部位的选择。

在选择拔牙矫治时,除一些严重病变牙无法保留或牙冠及牙根严重畸形必须拔除外,临床一般以第一前磨牙作为减数对象。这是因为:①第一前磨牙位于牙弓的中段,可以为矫治就近提供间隙。②口腔内的咀嚼中心位于第一恒磨牙附近,拔除第一前磨牙对咀嚼功能的影响较小。③第一前磨牙位于口角线后面,对美观无明显影响。④第一前磨牙面沟窝相对较多,龋患率较高。

（3）常用拔牙模式。

临床上常用的拔牙模式有下列 5 种形式。

拔除 4 个第一前磨牙:为临床上最常用的拔牙模式。可为前牙拥挤、前突提供最大限度的可利用间隙。

拔除 4 个第二前磨牙:常用于牙拥挤或牙弓前突较轻的安氏 Ⅰ 类边缘病例,特别是前牙开或有前牙开倾向时。

拔除上颌 2 个第一前磨牙:适用于安氏 Ⅱ 类第一分类及下前牙排列位置基本正常的患者。

拔除上颌 2 个第二前磨牙,下颌 2 个第一前磨牙:适用于安氏 Ⅲ 类错患者、上前牙拥挤不堪严重者。

拔除下切牙:适用于单纯性下前牙拥挤患者。

（4）矫治器与矫治方法。

拔牙减数矫治可采用指压法、可摘矫治器、固定矫治器进行治疗。

指压法:对于生长发育期儿童,上颌尖牙唇向近中错位,若牙根方向正常,减数拔除上颌第一前磨牙后,间隙充足,可不必戴用矫治器而采用指压法排齐尖牙,患者可以用拇指抵住尖牙的近中面,向远中施加力量,解除与侧切牙的重叠后再向腭侧施力,挤压错位尖牙入牙列,每日挤压 3 次,每次 5~6 min(或压 40~50 次）。

可摘矫治器:利用牙弓内所有的前牙和后牙作为抗基。加强固位装置,移动尖牙向远中,直至排齐。如在上颌两尖牙唇侧近中部位黏结牵引钩,改良箭头卡上焊接拉钩,用弹力橡皮圈牵引上颌 2 个尖牙向拔牙间隙移动。

固定矫治器:固定矫治器是拔牙减数矫治中最常采用的方法。减数后,首先应使牙向拔牙间隙移动,以解除拥挤,排齐错位牙。固定矫治器不仅能保证充足的支抗,而且能较好地控制矫治牙的移动方向,使其建立正常的磨牙关系及前牙的覆𬌗、覆盖关系。

第二节 前牙反𬌗

一、概述

(一)病因

1. 遗传因素

安氏Ⅲ类错𬌗有明显的家族倾向。据有关资料统计,近50%的患者一代至三代的血缘亲属中有类似错𬌗存在,同时也会受到环境因素的影响。因此,临床不能通过简单的询问家族史来区别反𬌗的类型并估计预后。

2. 先天性疾病

先天性唇、腭裂是安氏Ⅲ类错𬌗的重要病因之一。由于唇、腭裂造成了上颌骨发育不足、下颌骨发育正常或过度发育,而导致前牙反𬌗或全牙列反𬌗。另外,其他一些先天性疾病也可能是安氏Ⅲ类错𬌗的病因,如先天性梅毒可引起颌骨发育不足,先天性巨舌症可造成下颌发育过大,上颌恒牙先天缺失也常伴有前牙反𬌗等。

(二)临床表现

1. 𬌗关系异常

前牙反𬌗多数情况下涉及 6 个上前牙或 4 个切牙,磨牙呈近中关系。反𬌗涉及一侧后牙时可表现为下颌偏斜。上颌前牙排列可呈腭向倾斜,并有不同程度的拥挤。下牙弓一般较上牙弓发育大,特别是在矢状方向,下前牙较少拥挤,程度也较轻。

（三）恒牙期

恒牙早期颌骨与牙的发育已基本完成，即使起初是功能性反，此期也或多或少伴有骨畸形，很难通过改变生长来调整颌骨关系，移动颌骨的可能性也不大。因此，一般不常使用口外力，只能通过改变牙的位置建立适当的覆盖关系，以掩饰已存在的骨畸形。

1. 减数的选择

恒牙期前牙反的矫治，临床常需要减数，减数的选择取决于 2 个因素。

（1）拥挤程度：上牙弓不拥挤，矫治前牙反而不考虑磨牙关系调整时，可拔除下颌 2 个前磨牙或者 1 个下切牙；如上颌牙弓明显拥挤，生长潜力较小，可以拔除 4 个前磨牙，在矫治前牙反的同时调整磨牙关系。

（2）牙弓突度：对双牙弓前突型的前牙反患者，即使牙弓内不存在拥挤也需要拔除 4 个前磨牙，在矫正前牙反的同时减小牙弓突度，调整磨牙关系。恒牙早期严重的骨性安氏Ⅲ类错患者，常需要在成年后配合正颌外科手术治疗。

2. 矫治方法

恒牙期前牙反常用的矫治方法如下。

（1）上下牙弓平面垫式矫治器：适用于恒牙期上下牙弓排列整齐，功能性或轻度骨性前牙反及下颌前突畸形，下颌不能退至前牙对刃关系，前牙反覆盖不大的患者。

（2）肌激动器：适用于恒牙早期上颌切牙舌向倾斜、下颌切牙唇向倾斜的牙性反病例。

（3）固定矫治器：适用于恒牙早期需要拔除 4 个前磨牙矫治前牙反的病例。固定矫治器对于建立适当的前牙覆𬌗、覆盖关系，纠正前牙反，调整磨牙关系是一种较好的选择。治疗时可使用安氏Ⅲ类颌间牵引，但由于安氏Ⅲ类牵引有使上颌磨牙伸长的作用，故对高角型病例应慎重使用。

第三节　前牙深覆盖

一、概述

(一)病因

造成前牙深覆盖的原因是上下颌(牙弓)矢状关系不调,上颌(牙弓)过大或位置向前,下颌(牙弓)过小或位置向后。上下颌骨(牙弓)关系不调,常受遗传与环境两方面因素的影响。

1. 遗传因素

前牙深覆盖与其他错𬌗类似,一般与遗传因素有关。牙的大小、数目、位置受遗传因素的控制较强。严重的骨骼畸形,如上颌发育过大,下颌发育过小也受遗传因素的明显影响。

2. 环境因素

(1)局部因素:包括口腔不良习惯和替牙期障碍。

某些口腔不良习惯:如长期吮拇指、咬下唇及舔上前牙都可给上前牙长期施以唇向压力,导致上前牙唇向倾斜;同时使下前牙舌向倾斜、拥挤,从而造成前牙深覆盖。

下颌乳磨牙早失:可使下牙弓前段变小,导致前牙覆盖增大。

萌出顺序异常:如上颌第一恒磨牙早于下颌第一恒磨牙萌出,或上颌第二恒磨牙早于下颌第二恒磨牙萌出,或上颌第二恒磨牙早于上颌尖牙萌出,均可能造成远中𬌗,使前牙呈深覆盖。

下前牙先天缺失:可造成下颌牙弓前段变小,下颌牙弓后缩,前牙深覆盖。

上颌前牙区多生牙:可使牙弓变大或引起上颌切牙唇向错位,导致前牙深覆盖。

(2)全身因素:鼻咽部疾病造成上气道部分阻塞而形成口呼吸,口呼吸时头部前伸,下颌连同舌下垂、后退,久之形成下颌后缩畸形。口呼吸时,由于上前牙唇侧和上后牙腭侧失去了正常压力,两侧颊肌被拉长压迫牙弓,可形成上牙弓狭窄、前牙前突、腭盖高拱,最终表现出前牙深覆盖,磨牙呈远中关系。

全身性疾病:如佝偻病、钙磷代谢障碍等,可使肌张力和韧带张力减弱,引起上牙弓狭窄、上前牙前突、磨牙远中关系。

(二)临床表现

前牙深覆盖由于病因、机制不同,临床表现也有所不同。单纯性前牙深覆盖,上颌无前突,磨牙关系为中性。上颌前突不明显,下颌后缩,前牙深覆盖。上前牙唇向倾斜、突出,后牙为轻度远中关系,前牙深覆盖。上颌明显前突,后牙为完全远中关系,前牙深覆盖过大。前牙深覆盖常伴有前牙深覆。畸形较轻的患者表现为上牙弓前突,口唇闭拢困难;畸形较重的患者表现上唇翻卷、短缩并出现开唇露齿。

(三)诊断

1.前牙深覆盖的分度

前牙深覆盖根据其深覆盖量可分为三度。

Ⅰ度深覆盖:上前牙切缘至下前牙唇面的水平距离在 3~5 mm。

Ⅱ度深覆盖:上前牙切缘至下前牙唇面的水平距离在 5~8 mm。

Ⅲ度深覆盖:上前牙切缘至下前牙唇面的水平距离大于 8 mm。

2.前牙深覆盖的分类

按其病因机制可分为 3 型。

(1)牙性:主要是由于上下前牙的位置或数目异常造成,如上前牙唇向、下前牙舌向错位,上颌前部多生牙或下切牙先天缺失等。常见于混合牙列及恒牙列,磨牙关系呈中性,上下颌骨之间以及颅面关系一般较为正常。本型治疗简单。

(2)功能性:由于神经肌肉反射引起的下颌功能性后缩,异常的神经肌肉反射可以因口腔不良习惯引起,也可为其他因素所致。如当上牙弓尖牙和后牙冠宽度不足时,下颌在尖窝交错时被迫处于后缩位置,形成磨牙远中关系、前牙深覆盖。功能性下颌后缩,上颌一般发育正常,磨牙为远中关系。如下颌伸至中性磨牙关系时,上下牙弓矢状关系基本协调,面型明显改善。

本型预后良好。

（3）骨性：主要是颌骨发育异常导致上下颌处于远中错关系。功能性和骨性前牙深覆盖，远比单纯牙性者多见，被称为安氏Ⅱ类第一分类错颌。根据家族史、个人史及患者的健康状况，分析错的病因机制，再根据牙、颌骨、颌面的检查及头影测定出错的类型，将二者结合起来综合分析，做出正确的诊断。

二、矫治方法

（一）前牙深覆盖的矫治目标

前牙深覆盖的矫治目标如下：①解除牙拥挤，排齐牙列。②减小前牙深覆盖。③纠正前牙深覆。④矫正远中错关系。

（二）前牙深覆盖的矫治方法

前牙深覆盖的矫治方法包括早期矫治及综合性矫治。

1. 早期矫治

对于因口腔不良习惯及替牙障碍、全身因素等引起的牙型及功能型前牙深覆盖应早期进行矫治。

（1）尽早去除病因：破除各种口腔不良习惯，及时治疗全身性疾病，如佝偻病、呼吸道疾病等。

（2）对牙性深覆盖的矫治：主要根据错的表现，采用不同方法进行矫治。

上前牙唇向错位引起的深覆盖：如上前牙无间隙，前突症状较轻者，可采用扩弓、邻面去釉等方法获得间隙，然后内收上前牙减小覆盖；对于上前牙前突无间隙或中度以上拥挤，可采用减数治疗。若上前牙唇向错位有间隙，可用附有双曲唇弓的可摘矫治器内收前牙，关闭间隙。若需同时纠正不良习惯时，可在矫治器上附加唇挡丝、腭棘、腭屏等。若伴有前牙深覆，应先矫治深覆，然后再关闭间隙以减小覆盖。若上前牙过于唇向倾斜，可在双曲唇弓上焊接中切牙切端钩，防止双曲唇弓加力后向龈方移动或将双曲的近中弯制成相对的 2 个拉钩，在两拉钩之间使用橡皮圈牵引，橡皮圈通过切牙的切 1/3 处，每 2~3 天更换 1 次橡皮圈，以内收上前牙矫治深覆盖。

下前牙舌向错位所致的深覆盖:如上颌牙弓正常,下前牙舌向错位无间隙的患者,可采用可摘或固定矫治器矫治下前牙的位置,扩大下牙弓前段,与上前牙建立正常的覆盖关系。若下前牙拥挤程度较重,可采用减数法矫治,排齐下前牙,恢复正常的覆盖关系。对于先天性下颌切牙缺失、牙弓小伴有散在间隙的患者,可采用可摘或固定矫治器扩大下颌牙弓,推下前牙向唇侧并将下颌散在的间隙集中在下牙弓的适当部位,然后进行修复治疗。

上下前牙唇向错位所致的深覆盖:若上下前牙均有间隙,应先缩小下颌牙弓,再矫治上颌牙弓;若上下前牙无间隙,前突畸形较轻的成年人,可利用邻面去釉的方法,邻面去釉的部位常在尖牙和第一前磨牙。对于上下颌前牙均前突并伴有严重拥挤的患者,应采用减数矫治的方法,减数的部位为4个第一前磨牙,最好选用固定矫治器进行矫治。

(3)对骨性深覆盖的矫治:骨性往往存在上下颌骨关系不调,早期进行矫形治疗可以影响颌骨的生长。

促进下颌向前生长:从替牙期到恒牙早期,下颌要经历一个生长快速期。在这个阶段,下颌骨总长度及下颌相对于颅底的高度均有较明显的增大。对于因下颌后缩导致的安氏Ⅱ类错殆的病例,应在此阶段进行早期治疗。临床可采用功能矫治器(如肌激动器、FR-Ⅱ型)矫正前牙深覆盖,恢复正常的殆关系。也可采用简单的功能矫治器,如上颌斜面导板矫治器、前庭盾进行治疗。

抑制上颌向前生长:对于上颌前突或有上颌前突倾向并伴有下颌后缩的安氏Ⅱ类错殆病例,在生长发育的早期进行矫治,可以限制上颌骨的向前生长,使下颌向前发育,最终建立上下颌正常的覆盖关系。临床上常采用口外弓来限制上颌的发育。口外弓仅能抑制上颌向前生长,但不能向远中移动上颌,矫治进程中由于下颌向前发育,使得上下颌矢状关系的不调得到矫正。

控制后部牙槽骨的高度:安氏Ⅱ类错殆除颌骨矢状关系不调外,常伴有颌骨垂直关系不调。采用口外唇弓,通过改变牵引力的方向,对后部牙、牙槽骨高度的控制能起到较好的作用。高角病例应使用高位牵引,低角病例应使用低位牵引,面高协调者使用水平牵引。对于功能性矫治器,如肌激动器,在使用过程中不仅能增加后部牙槽骨的高度,而且常会出现下颌平面角增大的情况,因此对以下颌后缩为主,下颌平面角较大的安氏Ⅱ类高角病例,应将高位牵引口外唇弓与肌激动器联合使用。

2. 综合性矫治

上述矫治方法,虽能对上下颌的生长发育起到一定的影响,但其影响是有限度的,临床大多数有颌间关系不调的安氏Ⅱ类第一分类前牙深覆盖的病例,往往需要在恒牙早期进行二期综合性治疗。恒牙早期前牙深覆盖的病例,大多数为安氏Ⅱ类第一分类错,同时伴有不同程度的颌骨及颅面关系不调。

(1)综合矫治原则:轻度或中度颌骨关系不调时,正畸治疗常需减数拔牙。在关闭间隙的过程中,通过上下牙、前后牙的不同移动,代偿颌骨的发育异常。对于处于青春生长迸发期前或刚刚开始的部分患者,可掌握最佳治疗时间,进行矫形生长控制。严重的骨骼异常需要在成年后进行外科正畸治疗。

(2)矫治中的拔牙问题:对于需要减数的病例,拔牙主要有几个作用:①解除上下牙弓的拥挤。②在上牙弓可为前牙后移提供间隙。③在下牙弓可为颌间牵引、矫正远中磨牙关系提供间隙;临床常拔除4个第一前磨牙,或者上颌左右第一前磨牙及下颌左右第二前磨牙,有时也可拔除下颌切牙。

(3)正畸治疗方法:恒牙期对于拔除4颗前磨牙的安氏Ⅱ类第一分类的病例多采用固定矫治器,如方丝弓矫治器、直丝弓矫治器、贝格矫治器等进行治疗。矫治的过程可分为3个阶段:①排齐和整平牙弓。②关闭拔牙间隙,同时矫正前牙深覆盖与远中磨牙关系。③𬌗关系的精细调整。3个阶段治疗中以第2阶段最为重要。

颌间牵引远中移动上尖牙:使尖牙与第二前磨牙靠拢。如果要使上前牙最大限度内收,可配合使用口外唇弓,以增加上颌磨牙支抗。下颌尖牙一般不需要单独向远中移动。

内收上前牙、减小覆盖:为矫正前牙深覆盖的主要方法。如上前牙需要较多的后移,应当使用方丝弓,对上切牙进行转矩移动,在内收上前牙的同时进行根舌向、冠唇向控制。上前牙内收时,由于"钟摆效应",前牙的覆𬌗将会加深,使原本在第一阶段已经控制或矫正的深覆重新出现。因此,可在弓丝上的关闭曲前后弯制"人"字形曲,在内收的同时,继续压低下颌切牙。对于需要较多后移上切牙的病例,在内收上前牙的时候,应当进行支抗控制,可以使用安氏Ⅱ类牵引,必要时也可配合口外唇弓。

磨牙关系的矫正:安氏Ⅱ类第一分类错𬌗,磨牙常为远中关系,在矫治过程中,达到磨牙关系中性是正畸治疗的目标,但并非每一个患者均能达到,特别是年龄较大的患者。在矫治过程中,如果条件许可,应尽量争取达到后牙中性关系。条件有限时,可形成尖窝相对的远中关系。治疗后的磨牙尖对尖关系,对𬌗的功能和稳定均是不利的。若患者上颌骨体较大,能使上后牙有较多的远中移动,配合使用颌间牵引力或口外牵引力,可使磨牙达到中性关系。对于上下颌拔除4个第一前磨牙的患者,由于上颌的尖牙及切牙是分两阶段向远中移动,下颌尖牙及切牙则是同时向远中移动,使得下颌磨牙的近中移动将比上颌磨牙多,另外,口外唇弓及安氏Ⅱ类颌间牵引的使用将控制上颌磨牙的近中移动,面下颌磨牙向近中移动,最终由于下磨牙近中移动而形成中性关系。

对于下颌牙弓正常的远中尖对尖关系的安氏Ⅱ类第一分类错,治疗时,需拔除上颌2个第一前磨牙,采用颌间牵引的方法使上颌后牙近中移动,形成尖窝相对的远中关系。对于上颌骨发育基本正常,下牙弓处于远中后缩的功能型前牙深覆盖,可使用功能矫治器矫正远中磨牙关系。

第四章　牙拔除术及牙槽外科

第一节　外科拔牙的基础

一、黏骨膜瓣的形成

(一)黏骨膜瓣的设计

牙槽骨表面覆盖着黏膜、黏膜下结缔组织及骨膜。拔除埋伏牙的时候，需要先剥离这些覆盖的软组织以露出骨面。在设计黏骨膜瓣的时候，需注意以下几点。

1.扩大瓣的基底部

包含骨膜、牙龈及牙槽骨黏膜的血供模式都是随机的。因此，为了使黏骨膜瓣具有更大的血供，需要扩大瓣的基底部。

2.切口应避开骨缺损部位和血管神经

手术时，预先想好骨开窗的部位或者拔牙后可能骨缺损的部位，切口应力求避开骨缺损部位，在正常的骨面上切开。否则，可能出现创口愈合不全或创口开裂。

此外，下颌颏孔位于第一前磨牙和第二前磨牙之间，切口位置应注意避开。

3.获得较好的术区视野

需要注意的是，拔牙操作应在明亮的视野下安全地进行。满足以上的切口主要有 Neumann、Partach、Pickler 3 种，被广泛地应用。

(二)黏骨膜的切开翻瓣

在需要切开的情况下，需要在充分了解黏骨膜瓣的血管神经走行分布等解剖学的基础上进行。同时在尽可能地保证黏骨膜瓣的血运良好状态下,手术刀应与骨面成直角直至骨膜完全切开。

剥离牙龈时,将剥离子插入骨膜下,沿着骨面剥离,在不损伤骨膜的同时将黏膜、黏膜下组织同骨膜一起翻转过来。牙槽骨的唇、颊侧有颜面部表情肌附着的部位,剥离这些部位时应注意。例如上颌前牙区,由于有一部分口轮匝肌附着在牙齿颈部,沿着肌肉的附着方向使用剥离子操作的话,就不会损伤骨膜。

二、牙槽骨的去除

牙周膜间隙消失或牙槽骨与牙根之间粘连,没有插入梃子的间隙的情况下,应将唇、颊侧的牙槽骨去除一部分。牙槽骨的去除量根据牙周膜的萎缩程度、根的长短或形态各不相同。去除骨质的时候,使用骨凿或骨钻。考虑到创伤的愈合,最好使用骨凿和锤子去除骨质,使用时需要熟练的技巧。此外,患者对于骨凿及锤子的使用有抵触的情况下,则使用骨钻。在喷水的时候磨除骨质,以减轻对骨的损害。

去除牙槽骨之后,用更小的牙科用钻,将钻的前端插入骨和牙根之间,去骨增隙。需要指出的是,这种技术在拔除埋伏牙的时候可以进行灵活运用。

第二节　口腔颌面部手术基本操作

一、组织切开(显露)

(一)切口设计

为保证手术效果,减少术中出血和术后瘢痕畸形,口腔颌面部手术的切口选择必须全面、综合考虑以下因素。

1.解剖

要考虑手术区的神经、血管、腮腺导管等重要组织结构的位置和行径,切口应尽量与之平行,以免意外损伤和不必要的牺牲。如常用的下颌下切口,宜在下颌骨下缘下 1.5 cm 左右,如此可避免损伤面神经下颌缘支(该支在下颌骨下缘 0.3~1.4 cm 处斜行向上)。

2. 部位

原则上,切口应选择在病变区之上或其邻近,以获得较好、较直接的显露。但由于颌面部功能和美观的特殊要求,切口需选择在比较隐藏的部位如下颌下、耳前、颌后区等处,以及天然皱褶处,如鼻唇沟等。较小的病变或一定要在面部进行切口时,切口的方向要尽量与皮纹方向一致(因皮肤张力方向与皮纹方向一致),以期获得最小、最轻的瘢痕。活检手术的切口应力求与再次手术的切口一致。近年来,头皮冠状切口的应用日渐增多,其主要适用于颅面骨多发性骨折的复位固定,肿瘤切除与缺损修复,颅面畸形的手术矫正,前颅底、侧颅底手术,颞下颌关节手术以及涉及颅面区的各种美容手术等。其优点是显露充分,切口隐蔽,不会在面部遗留明显的瘢痕。常见的并发症是面神经额支损伤、毛发丧失和颞部凹陷,应采取相应措施加以防治。

3. 长短

切口的长短原则上以能充分显露为宜。设计时视具体情况而定,避免过长或过短。切口过长,损伤组织多,术后瘢痕大,还可导致直线瘢痕收缩;切口过短,则显露不清,易造成意外损伤,且过分牵拉组织反而加重损伤,对创口愈合不利。此外,在行手术切口设计时,还应考虑切口的形状(弧形和"S"形为好)和延长切口的可能性,以留有余地并获得最佳效果。

选择好切口后,对过长的皮肤切口,可以用亚甲蓝画线标记,以利切割更为准确。长切口者尚需在其两侧加以标记,以便缝合时对位。切开时,皮肤用手绷紧或固定,手术刀与组织面垂直(起刀时垂直将刀尖刺入,移动时转至45°角切开皮肤,切完时又使刀呈垂直位),准确、整齐、深度一致地一次切开要注意层次并逐层切开(少数整复手术除外),切忌在皮肤上来回拉锯式切割和斜切,以致造成创缘不齐。一个不整齐的创缘,不仅增加了缝合时正确对位的困难,且可致两侧组织高低不平,愈合后瘢痕也十分明显。

除少数整复手术外,各层组织,如皮肤、筋膜、肌肉均应逐层分别切开。

肿瘤手术多采用电刀,也可用光刀。使用电刀或光刀切开时,皮肤层仍宜先用钢刀切开,以减少愈合后形成明显瘢痕的概率。深层组织以及黏膜可直接用电刀或光刀切割。使用电刀时,刀尖移动速度宜稍慢,否则达不到止血效果。

面部整复手术一般使用钢刀而不使用电刀或光刀切割组织。手术中如更换刀片,一般采用持针器夹持刀片完成更换。注意夹持不可放松,用力不可过猛。

(二)体位

对某些手术区的显露十分重要。如行气管切开及颈外动脉结扎术时,如肩不抬高,头后仰或侧向不够,显露气管和动脉均将十分困难。在这些情况下,体位甚至比切口更为重要。因此,口腔颌面外科手术凡涉及颈部时,应常规垫高肩部。

(三)照明

良好的照明可增加术野的清晰度,利于准确操作和避免意外损伤,这在有重要组织结构和口、咽腔部位手术时尤为必要。如断根拔除时,牙槽窝的明视以及腭裂、咽成形术时,照明都非常重要。近年来,由于冷光源的发展,可利用特制的小灯头冷光源直接进入深部手术区照明,大大提高了显露的清晰度。

使用牵引拉钩、开口器等器械时,要注意动作轻柔,不能用暴力,以免损伤正常组织。使用开口器时,还要特别注意避免对牙的损伤。

二、止血

(一)压迫止血

使用外力压迫局部,可使微小血管管腔闭塞,从而达到止血效果。对局限性出血又查不到明显出血点的疏松组织出血区,可用荷包式缝合或多圈式缝扎压迫止血。如组织基底移动性差,不能缝合或缝合效果不佳时,可转移邻近肌肉或其他组织覆盖、填塞加压止血。骨髓腔或骨孔内的出血,则用骨蜡填充止血。

腔窦内出血及颈静脉破裂出血而又不能缝扎时,可用碘仿纱条填塞压迫止血,以后再逐渐分期抽除。对急性动脉出血(手术中或外伤后),可选用手指立即压迫出血点,或压迫供应此区大动脉的近心端,继而再用钳夹或其他方法止血。

（二）钳夹、结扎止血

1. 知名或较粗血管的结扎止血

术中处理此类血管时，应顺其长轴，细心将其从血管鞘中解剖分离出来，将两侧钳夹或结扎后剪断，即可达到防止和减少出血的目的。一般知名动静脉结扎切断后所留下的断端长度，至少应为该血管管径的2倍，并应行双重甚至三重结扎，以防滑脱。对较大动脉的第2次结扎，使用贯穿缝合法，则更为稳妥、牢靠。在处理重要部位的血管时，也可在游离血管后，用血管钳或直角钳绕血管后壁2次带线结扎拟切断血管的两端，从两结扎线之间剪断血管。

2. 颈外动脉结扎术

颈外动脉是口腔颌面部血液供应的主要来源，因此，阻断结扎或结扎切断颈外动脉主干或其分支，仍不失为预防和处理口腔颌面部手术中出血的重要和有效的方法之一。是否需要结扎，应视手术类型、出血量多少而定。如颈外动脉或其分支位于手术野中，则常先行预防性结扎，以减少手术出血。由于颌面颈部血管侧支循环较多，在临床上双侧颈外动脉结扎的止血效果比单侧结扎更佳，但要注意其适应证，正确选择。反对将颈外动脉结扎术作为口腔颌面部动静脉畸形的治疗手段。

3. 区域缝扎止血

对于血液循环十分丰富而又不宜使用一般血管钳钳夹、结扎止血的组织，如舌、头皮等部位，可采用区域缝扎止血预防和处理出血。在切口周围或在切除肿物血供的近心端进行圈式或栅栏式缝扎，即可达到明显减少出血的目的。

（三）药物止血

使用药物止血，可分为全身和局部用药两类。

1. 全身用药止血

主要用于凝血机制障碍的患者或在大量输血时作为辅助性用药，以增强凝血机制。常用的药物有氨甲苯酸、酚磺乙胺等。

2. 局部用药止血

术中渗血可使用吸收性明胶海绵、淀粉海绵、止血粉等药物。使用时，先将上述药物敷贴于出血面上,再以盐水纱布轻压片刻,即可取得止血效果。为减少术中出血,还可局部注射含有1∶1 000肾上腺素的普鲁卡因或生理盐水,也可用肾上腺素纱条直接压迫止血。由于局部压力增加及血管收缩,对减少手术野出血也有一定好处,常用于头皮手术及腭裂整复术时。但应注意,用量较大时,特别是在小儿,可引起心率增快;药物作用过后,有可能因血管扩张而再发生出血。

(四)电凝止血

电凝止血是指用高频电流凝结小血管而止血,实际上是电热作用使血流凝结,这种方法可使小块组织炭化。常用于浅表部位较广泛的小出血点,有时亦可用于深部止血。其优点是缩短手术时间,减少伤口内线结,但患者有凝血功能障碍时止血效果较差;有伤口污染者,用电凝止血易发生感染,故不宜采用。在大面积瘢痕切除时,如能熟练掌握这一方法,往往可取得较好的效果。电凝止血时,血管钳应准确夹住出血点或血管口处,也可用单极或双极电凝镊直接夹住出血点,然后通电止血。注意使用前需检查电灼器有无故障,检查室内有无开放的乙醚或其他易燃的化学物质;使用时应用吸引器吸去电灼部位的血液,或用纱布将手术野拭干;电灼器或导电的血管钳、镊子不可接触其他组织,并随时刮除导电物前端的血痂。

第三节 口腔颌面部手术创口处理

一、创口分类、愈合及处理原则

(一)创口分类

临床上,根据创口是否受到感染或污染而分为无菌创口、污染创口和感染创口三种。

1. 无菌创口

无菌创口指未经细菌侵入的创口,多见于外科无菌切口,早期灼伤和某些化学性损伤已经及时处理者,也可以有无菌创口。口腔颌面外科的无菌创口主要是面、颈部手术创口。

2. 污染创口

污染创口指在非无菌条件下发生的创口,如在与口腔、鼻腔相通或口腔内手术的创口;由各种损伤引起的创口,如受伤时间短,细菌未侵入深层组织引起化脓性炎症,也多属污染创口。

3. 感染创口

凡细菌已经侵入、繁殖并引起急性炎症、坏死、化脓的创口和在此情况下进行手术的创口,均为感染创口,如脓肿切开引流、颌骨骨髓炎病灶清除术等均为感染创口。

(二)创口愈合

1. 创口愈合过程

虽然创口的类型不同、缝合的时间及处理方法不尽相同,但创口愈合一般经历局部炎症反应、细胞增殖、结缔组织形成、伤口收缩和伤口改建等过程。用普通手术刀手术后的创口,在其两缘的缝隙间首先出现炎症反应,充以血液和含有纤维蛋白原的渗出液,并迅速凝集成块。同时,在组织内出现白细胞和巨噬细胞浸润,并侵入凝血块,将死亡的细胞、可能存在的细菌及无活力的组织吞噬消化,以后即进入组织修复阶段。细胞增殖包括两个关键的过程,即血管发生和成纤维细胞增殖。此时,主要靠组织细胞和成纤维细胞等渗入血凝块,组织细胞可分化为成纤维细胞,成纤维细胞具有合成胶原的功能。

在结缔组织的间质内,形成胶原纤维,借以连接两侧创缘。同时,增生的毛细血管也长入凝血块内,以供应所需营养。一般这种结缔组织的成熟视不同部位和张力大小,6~10 d 即达到临床创口的初期愈合。创口愈合后,愈合部位形成瘢痕,瘢痕乃由结缔组织和上皮组成。结缔组织内的纤维细胞和毛细血管逐渐减少,并为致密的胶原纤维束所替代,上皮仅有薄的基底膜和上皮细胞,而无真皮结构及皮肤附件。

2. 创口收缩

创口收缩是指开放性创口通过创缘向中心移动而关闭的过程。其动力来自成纤维细胞和肌成纤维细胞的收缩成分。肌成纤维细胞于伤后1~2周进入创口,含有可收缩的肌动凝蛋白微丝,其收缩运动类似平滑肌细胞,收缩力的大小与胶原合成无关,但胶原能使创口下组织收缩固位于原处,有利于肌成纤维细胞进一步收缩。创口收缩可持续数月,甚至导致创口挛缩。抗代谢药物、平滑肌拮抗剂、放射线和皮质类固醇可抑制创口挛缩。创面植皮可减少肌成纤维细胞的合成,减轻创口挛缩。全厚皮片几乎能完全抑制创口收缩,而在断层皮肤移植中,创口收缩的程度与皮片厚度成反比。

创口改建于损伤后3周开始,持续数月至数年。当创口的抗张强度恢复后,愈合的创口弹性丧失,可引起严重的功能损害。目前正致力于研制新型生物材料,以恢复组织器官的功能。

用电刀手术缝合后的切口,早期炎性反应更为明显,切口在第7天出现组织学上的初步愈合,而激光刀手术缝合后的切口创缘,早期主要表现为凝固性坏死,切口在术后第10天才有组织学上的愈合。不同手术刀导致手术创口,对术后确定拆线时间具有指导作用。

感染、局部低氧、营养不良、糖尿病、尿毒症以及某些药物(如皮质类固醇)等,均可影响创口愈合,甚至引起瘢痕增生。

3. 创口愈合

创口愈合方式分为两种,即一期愈合和二期愈合。缝合的创口,一般在7~10 d内全部愈合者,称为一期或初期愈合。未经缝合的创口,其愈合往往经过肉芽组织增生,再为周围上皮爬行覆盖的过程,临床上称为二期或延期愈合。拔牙创口的愈合一般为二期愈合,这种创口愈合后结缔组织较多,在软组织部位,可形成明显的瘢痕甚至瘢痕增生。

(三)创口处理原则

创口的类型不同,其处理方法各不相同。各类创口的处理原则如下:

1. 无菌创口处理原则

(1)无菌创口不论有无组织缺损,均应争取做组织整齐与严密的缝合;有组织缺损者,可采取皮瓣转移和植皮的方法解决。对术后有可能发生感染、疑有污染或术后渗血较多的创口,应放置24~48 h的引流物,如无效腔过大或渗出物较多,应延长引流时间至72 h以上(有时需要更换一次引流物)。

(2)无菌创口除为拔除引流物及怀疑已有感染者外,一般不轻易打开敷料观察,以避免污染。对确需打开者,应严格遵循无菌原则。

（3）面部严密缝合的创口可早期暴露，并及时以3%过氧化氢、4%硼酸及95%乙醇混合液清除渗出物，切忌渗出物凝聚、结痂、成块，造成感染或影响创口愈合。

（4）面部的无菌创口一般可早期拆线，张力过大或有手术特殊要求者除外。由于面部血液循环丰富，生长力强，可在术后5 d开始拆线；颈部缝线可在术后7 d左右拆除；光刀手术的创口，拆线时间应推迟至术后14 d。

2. 污染创口的处理

（1）污染创口也应力争做初期缝合，如为损伤引起，应在清创术后做初期缝合。可能发生感染者，缝合后应放置引流物。引流物放置时间与无菌创口相同。不能缝合者，如腭裂手术后的松弛切口，应覆盖包以碘仿纱条的油纱布，抽出的时间视各类手术要求及创口愈合情况而定。

（2）经缝合后的污染创口，除为拔除引流物或怀疑创口有感染时，一般不宜随意打开检视。

（3）污染创口位于面部经缝合者，也可早期暴露处理。

（4）污染创口的拆线时间，位于口外者与无菌切口相同；位于口内者，应在7~10 d拆除（腭裂术后的创口缝线应延长至10 d以上拆除）。对于不合作的小儿患者，口内缝线可不必拆除，任其自行脱落。

（5）污染创口应给予预防感染措施，如使用抗生素等。若怀疑可能出现破伤风杆菌感染时，应注射破伤风抗毒血清（TAT）。口腔内应给以各种漱口剂含漱。

3. 感染创口的处理

（1）感染创口一般不应立即做初期缝合，应在感染被控制或进行手术清除病灶后考虑缝合。缝合时不宜过紧，组织不应太少，并常规放置引流物，引流口要大。引流物的去除应视有无脓性渗出而定，一般应在无脓液排出48 h后去除；反之应继续引流。脓肿切开后不应缝合，而需放置引流物。

（2）感染创口应覆盖敷料，并定时检视和换药，脓多者可每天2次。

（3）对肉芽组织创面及有大量脓性分泌物的创口，应予以湿敷。药物可根据致病菌与创口性质来选择：一般细菌感染可用0.1%呋喃西林、0.1%依沙吖啶；厌氧菌感染可用3%过氧化氢溶液；铜绿假单胞菌感染可用1%醋酸、2%苯氧乙醇或0.1%~0.5%多黏菌素、0.2%~0.5%庆大霉素溶液。大面积肉芽创面感染已控制，但有残留肉芽水肿时，可用高渗盐水湿敷。经处理后的肉芽创面,应争取早期植皮(自体或异体),使之早期愈合。

(4)有脓腔存在的创口,应保持引流通畅,并以各种消毒及抗生素溶液冲洗脓腔(药物选择原则与局部湿敷使用药物相同)。如遇炎性肉芽组织过度增生,堵塞瘘管,应刮除、剪除或烧灼之。

(5)感染创口经处理后缝合者(如颌骨骨髓炎术后),由于组织炎性浸润变性,容易发生创口裂开,故不宜过早拆线,一般应在1周后。

(6)感染创口在愈合过程中可根据具体情况,全身或局部应用抗生素,并加强营养支持和维生素摄入,促使创口早期愈合。

二、换药的基本原则、技术及注意事项

(一)换药的基本原则

1.换药的意义与目的

因为不是每一次换药都要在创口周围或创口内应用药物,有时仅仅调换一些敷料,此时,换药也可称为敷料更换。换药的主要目的是保证和促进创口的正常愈合。因此,换药只能在达到上述目的时方可进行。以下情况应换药:①无菌或污染创口为了拔除引流物或怀疑有感染时。②敷料滑脱不能保护创口时。③创口有大量脓性分泌或渗出物时。④创口有渗血或疑有血肿形成时。⑤创口包扎过紧,影响呼吸或疼痛时。⑥观察创口愈合情况以及皮瓣营养情况时。⑦创口不清洁,有碍正常愈合时。⑧其他情况应根据不同手术要求而定。

2.换药的时间与地点

换药时间以早查房前最适宜。这样可以便于观察前1 d创口的变化,从而得到及时处理。换药地点以特设的换药室最为理想,可以保证无菌操作的顺利进行,减少感染机会。不能起床活动的患者,可在床旁换药,但应在病室清洁工作以前或清洁工作完成半小时后进行,避免空气污染。

3.换药前的准备

进入换药室及换药前后应戴好口罩、帽子。换药用品一般包括消毒药碗、镊子(有齿与无齿各1把)、探针、剪刀、乙醇棉球、盐水棉球、纱布、油纱布、橡皮膏、绷带以及其他特殊需用药物等。每次换药前后均应用肥皂洗手,擦干后再涂抹消毒剂。如为铜绿假单胞菌感染的创口,应戴手套,穿隔离衣。

(二)换药技术

换药应严格遵守无菌操作原则,即使是感染创口也应如此,否则将造成创口感染,或加重感染和混合感染。

1. 换药的一般操作程序

(1)以手先除去外层敷料,再用镊子去除内层敷料。移除内层敷料时,应顺切口方向揭开,以免撕裂创口。如内层敷料与创口粘连过紧,切勿强拉,可用盐水、依沙吖啶或过氧化氢溶液浸湿后再行移去。

(2)用乙醇棉球自创口内缘向外擦拭,已接触外界皮肤后就不要再向内擦拭。

(3)对于有创面的创口,创面只能用盐水棉球或其他消毒液涂拭清洁,不能用乙醇棉球涂拭。

(4)应清除创口内外的异物,如线头、坏死组织等。

(5)脓性分泌过多时,应用消毒溶液或抗生素溶液冲洗。欲做细菌培养,在打开创面时即应自创面或脓腔采取标本,或直接将引流物送培养。

(6)换药完毕后,应盖以外敷料(暴露创口例外)。一般至少应有3~4层纱布,然后用橡皮膏或绷带固定。

2. 拆线

(1)拆线前,应用碘酊或75%乙醇涂搽缝合处,先行消毒。

(2)拆线如果为一次拆完,一般也宜间隔拆线,以防万一创口有裂开倾向时,可及时停止拆除其他缝线。

(3)拆线时,一手以无齿镊子将线头提起,在一端紧贴皮肤处剪断,然后向被剪断侧拉出。如任意在他处剪断后拉出,有使感染带入深层组织的可能;同样,拉出线头如向非剪断侧,则有使创口裂开的危险。

(4)拆线完毕,再次清洁和消毒创口。如发现创口张力过大,或有轻度裂开倾向时,可以蝶形胶布牵拉,以减少张力。

3. 换置引流的方法

凡有脓腔存在,或无效腔大而有大量分泌物时,均应换置引流。引流物的选择可根据不同需要而定。

(1)橡皮条:引流作用好,但易自创口滑出或潜入腔内,前者多发生在口内创口,后者多发生在口外创口。故应用时可将两侧边缘剪成锯齿状,置入时注意锯齿向外,以避免自腔内滑出;避免潜入腔内的方法是留置腔外的一段需有足够长度。

(2)碘仿纱条及油纱布:引流作用不如橡皮条滑畅,但易于固定。碘仿纱条具有虹吸及杀菌作用,特别适用于口内创口或创口朝上而自然重力引流作用不畅者。

(3)药线:多用于小切口、瘘管及窦道引流。一般需于药线上加入九一丹、五五丹等中药,以增强提脓生肌作用。

放置引流物时,应强调"一通到底",即采用探针将引流条的一端一直送到脓腔底,而不是间断推进,致使引流物堵塞于创口的开口处,反而妨碍引流。当然对大的开放性创口,则主要采用填塞方法。

放置引流物时,如不了解脓腔、窦道方向时,应先用探针探明方向后再放置引流物,以免盲目进行,增加患者痛苦。

4.无效腔的处理

软组织无效腔的处理原则是加压,以缩小无效腔体积,促进创口的生长愈合。较小的软组织无效腔,可在相应部位的表面置以折叠的纱布卷或干棉球,外用纱布、橡皮膏粘贴固定。较大的无效腔除用纱布卷、棉球外,还可用印模胶做成相应的形状加压固定,但应注意压力要适当,以免皮肤发生缺血性坏死。骨组织无效腔主要以敷料填充,直至长满肉芽为止。

5.肉芽创面的处理

不健康或有脓性分泌物的大面积肉芽创面应行湿敷。健康的肉芽创面,大者应争取二期植皮,小者可覆盖以油纱布促进愈合。过高的肉芽组织妨碍上皮生长覆盖时,需用剪刀、手术刀或刮匙除去,小的可用硝酸银烧灼处理。

6.坏死组织的处理

组织坏死常易并发感染,故首先应严密控制和预防感染的发生。坏死组织分界尚不明确时,应予湿敷,等待分离;如坏死组织分界已明确,应早期将其剪除。一般表皮坏死可任其自行干燥脱落,痂下愈合。强力除去表皮坏死痂壳对创面的生长反而不利。

7.线头感染的处理

个别缝合处出现感染时,应及时拆除该针缝线;如多数缝合处发生缝线感染而不能拆除缝线时,可用消毒针头挑破脓头,然后涂以 2%碘酊。组织内的线头感染引起经久不愈的窦道者,用刮匙搔刮瘘管常可刮出感染的线头,以后创口可自行愈合。

(三)换药的注意事项

换药时应严格遵守无菌操作,即使是感染创口也应如此。

(1)换药的动作应轻巧、细致,切忌粗暴。应用棉球清洁暴露创面时,是"蘸"而不是"揩"。对暴露创面,不可用带刺激性的药物涂搽。操作要迅速,勿使创面暴露时间过长。

(2)持镊子应在上1/3处,并勿使镊子碰及非换药区。应学会双手持镊子,一个镊子接触创区,另一个镊子接触药碗、敷料。已经用过的棉球等物,不可再置入消毒药碗内,应严格分开。如为铜绿假单胞菌感染的创口,其换药用过的敷料更应注意不可乱放,要集中焚烧。

(3)换药次序应先换无菌创口,后换污染创口,再换感染创口。每换完一名患者,必须重新洗手,以防交叉感染。

三、口腔颌面部常用绷带类型及应用

绷带是手术后及换药过程中经常应用而不可缺少的一种敷料包扎,借以固定内层敷料,压迫无效腔以及保护创缘,并有制动颌骨的作用。绷带包扎对保证颌面、颈部手术创口的顺利愈合和损伤救治的质量具有重要意义,正确使用绷带包扎技术可达到以下目的:①保护术区和创口,防止污染或继发感染,避免再度受损。②保温、止血、减轻水肿、减轻疼痛。③防止或减轻骨折移位。④固定敷料,防止敷料脱落或移位。

绷带多用纱布或棉布制成,也可加用丝类制成弹性绷带,加石膏粉制成石膏绷带,临床上应根据需要选用。颌面部常用宽8~10 cm、长5 m左右的绷带。

(一)绷带包扎的基本原则

(1)包扎绷带应力求严密、稳定、美观、清洁。

(2)压力均匀,并应富有弹性。

(3)松紧适度,利于引流。

(4)注意消灭无效腔,防止出血。

（5）经常检查,发现绷带松动、脱落时,应及时予以加固或更换。如有脓血外溢或渗出,应酌情加厚或更换。

（二）**注意事项**

颌面、颈部创口的包扎,应根据创口所在部位的解剖特点,结合创口的性质和手术要求,综合考虑以下几点:

（1）无菌创口在包扎时,感染创口也要防止其再污染。

（2）绷带在包绕下颌下区和颈部时,应特别注意保持呼吸道通畅,防止压迫喉头和气管。

（3）所施压力应均匀适度,防止组织因过度受压而坏死。

（4）腮腺区创口的包扎,应施以一定压力,并应富于弹性,以免发生涎瘘。

（5）对于切开引流的创口,第一次包扎应加以适当压力,以利止血,以后换药包扎时,应注意引流通畅,而不宜过紧。

（6）整形手术后的创口包扎,压力不宜过重,以免影响组织的血运。游离植皮术后包扎时,覆盖创面的纱布应力求平整,外加疏松纱布和棉垫,再以绷带做适当的加压包扎。

（7）骨折复位后的创口包扎,应注意防止错位。

（三）**绷带的选择**

绷带的种类较多,常用的有卷带、四头带和三角巾。此外,还有弹性绷带和石膏绷带。绷带的包扎方法有多种,可根据创口的部位、特点等选择适宜的绷带和包扎方法。

颌面部最常使用卷带,有时也可用三角巾或毛巾等代替。某些颌骨中、小型手术后,为止血和减轻水肿,常用四头带包扎或加压。四头带也用于鼻、颊部创口的包扎固定。石膏绷带的用途广泛,在颌面部常用于制作石膏帽,以利颌骨骨折的牵引、复位和固定。上、下颌骨骨折的固定,有时还加用弹性吊颌帽。

（四）**基本包扎技术**

绷带的应用最为广泛和简便,可适用于各种部位创口的包扎,包扎的方法则因不同的部位和要求而多样。

1. 环形包扎

包扎时,将绷带单纯做环形围绕需要包扎的部分,每圈绷带都互相重叠。

2. 螺旋形包扎

先做一圈环形包扎,使之固定,然后将绷带依进行方向继续环绕。每一圈绷带的方向应与前一圈平行,而且都盖住前一绷带的 1/2 或 1/3 宽度。

3. 反折包扎

有时为了使绷带与包扎部位的皮肤密切贴合,在做环形或螺旋形包扎时,每圈均可进行反折,故称为反折包扎。

(五)常用绷带类型及应用技术

1. 四头带

其亦称四尾带,制作方法简便,常用一段绷带,将其两端从中线剪开一定长度,形成每端有两头的四头带。带的长度一般为 70cm 左右,剪开的长度视需要而定。其用途如下:

(1)包扎鼻部创口:将四头带中份置于鼻部(覆盖敷料,并于鼻孔处剪洞以利呼吸),后方两头自左右分别至枕下打结,另两头自左右反折向上至头顶打结。

(2)包扎下颌、颏部创口:将四头带中份置于并兜住颏部(可垫以棉垫),上方两头分左右绕至枕下打结,下方两头分别向上经下颌部与前者交叉,由耳前至头顶打结,最后将顶、枕部打结后的头再互相拴结。如此可较稳定地达到下颌骨制动、限制开口的目的。多用于临时性固定颌骨。

(3)压迫术后创口:于四头带中份包入纱布数块,使之卷成圆柱状,使用时将其置于创口外区,带头仍在枕下和头顶打结。如此可起到减轻疼痛、止血、防止或减轻水肿的目的。

2. 交叉十字绷带

其亦称环绕法,被广泛用于颌面部(如耳前区、耳后区、腮腺区、下颌下区、颏下区)和上颈部术后和损伤的包扎固定。用绷带先由额部至枕部环绕2 周,继而反折自一侧耳前腮腺区向下,再经下颌下、颊部至对侧耳后向上,再经顶部向下至同侧耳后,绕下颌下、颏部至对侧耳前;如此反复缠绕,最后再如前做额枕部环绕,以防止绷带滑脱,止端以胶布固定。缠绕时应注意不要压迫耳根及影响呼吸。

3. 巴唐绷带

类似十字交叉绷带。自顶部开始,经一侧耳前绕颊部至对侧耳前,再越顶部回至同侧耳上反折,行额枕环绕 1 圈再回至同侧,继续绕枕部经对侧下颌体,包绕颏部再回到同侧枕部。如欲多缠绕几圈加固,则可反复循此途径进行。

巴唐绷带的优点是固定下颌骨比较牢固,缺点是有使下颌骨后移的作用,故对下颌骨骨折以及全麻手术后患者应予慎用,以免发生呼吸道压迫。

4. 面部绷带

其亦称单眼交叉绷带。于健侧鼻根部先放置 1 块上下斜行的短绷带或纱布条,并在患侧耳周垫以棉垫或纱布,以免包扎时压迫耳郭。绷带自额部开始,先环绕额枕 2 圈,继而斜经头后绕至患侧耳下并斜行向上,经同侧颊部、眶下至鼻背、健侧眶上,如此环绕数圈,每圈覆盖前一层绷带的 1/3~1/2,直至包扎妥善为止;最后再绕头周 1 圈,以胶布固定,将留置的短绷带或纱布条打结收紧,以暴露健侧眼。面部绷带常用于上颌骨、面、颊部手术后的创口包扎。

5. 头部绷带

缠绕此绷带时常需 2 人一同进行(如换药无助手时,可请患者协助)。先在额枕部做环行缠绕 2 圈,然后自头中线一侧之额前开始反折向枕部,至枕部后再反折向前至另一侧额部。按此顺序反复向两侧额枕来回进行。每来回一次后反折的绷带,必须盖住前一次反折绷带的 1/3~1/2 宽度,每次反折处在额部和枕部应由术者本人及助手(或患者)用一手压住,以免松脱。也可采用 2 卷绷带,1 卷用作额枕来回反折,另 1 卷用作额枕环绕,每来回额枕绷带反折之前,用环绕的绷带将前者压住后再行反折,此法比手压法更为牢固。当整个头部反折包绕完毕时,绷带可于任何一侧再回复到额枕环行包扎,此时正好将额枕部各反折头一并包扎压迫固定。最后以橡皮膏固定绷带末端,继之,还可用宽长橡皮膏自一侧横越头顶至另一侧(与冠状切面平行)进行粘贴加固。这种绷带包扎好后的形态酷似西瓜的花纹,故亦有西瓜绷带之称。头部绷带主要用于头皮部手术,如皮瓣转移、游离植皮以及颅颌根治术后等。

6.颈部绷带

颈部基本上是用螺旋形包扎法。这种绷带包扎如果过紧,极易压迫呼吸道。因此,全麻术后患者应用时要特别注意松紧适度。利用宽橡皮膏从颈后向颈前、胸部做交叉粘贴固定敷料,对颈中、下部手术很适用,但压力稍轻。

无论何种绷带,使用时均应注意:使用者最好经过消毒,以防止创口渗出液浸湿绷带而将细菌带入,污染创口。包扎应该平整、贴合、用力得当,太松达不到预期目的;太紧则影响呼吸、局部血循环,甚至引起疼痛或造成局部坏死。

第五章　口腔种植外科手术

第一节　种植外科基本技术

一、基本原则

口腔种植手术是指采用外科手术方法将金属钛等生物相容性材料作为人工牙根植入上、下颌骨并通过骨结合后形成的牢固基桩来支持义齿的一种新的技术方法。口腔种植修复能否在复杂口腔环境中长期行使其功能，关键取决于种植体能否获得并长期维持骨结合。面种植体植入的外科操作是获得良好的长期的种植体骨结合的基本条件。符合基本原则规范的微创而准确的种植外科手术是现代种植学理论的主要内容之一，也是种植外科手术必须遵循的原则之一。种植体在三维方向上位于理想的位置与轴向，是保证上部结构修复成功的前提，也是保证长期成功的重要因素。避免在种植外科手术中损伤相邻的重要解剖结构，如上颌窦、鼻底、下牙槽神经、邻牙牙根，也是种植外科手术必须遵循的原则。

二、外科切口设计与翻瓣

（一）切口与瓣设计的基本原则

1.瓣的设计基本原则

当种植治疗中设计外科切口，涉及黏骨膜瓣的形态和剥离范围，瓣应该设计得既能保存种植位点血管供应，也能保存牙槽嵴的周围形态以及前庭沟形态。如未能做到，将导致因瓣边缘的循环受损创口裂开的情况增加。瓣的设计应便于识别重要的解剖形态，同时提供种植器械进入的途径和便于手术导板的应用。只要有可能，瓣的设计应允许术者进行局部取骨，种植体植入过程中如果遇到意外的骨缺损需要移植自体骨，就可以避免采取另外一个术区取骨。此外,为将细菌污染降到最低,瓣的设计应使创口关闭位置远离位点扩增部位。当潜入式种植体进行基台连接或植入非潜入式种植体时,瓣的设计应有利于附着性软组织环绕种植体穿龈部位,有利于软组织结构进行适应性改变,在软组织结合期间,提供形成稳定的种植体周软组织环境所需的解剖组成成分(上皮和结缔组织),从而保护下方牙槽骨的水平。为了便于操作,种植治疗中使用的瓣的设计,必须有利于剥离、复位和在手术位点无张力缝合。种植体植入的外科手术的切口和瓣设计与种植位点位置、缺牙数量、软硬组织条件等因素相关,多数学者认为种植手术切口和黏骨膜瓣的设计应考虑下列因素。

(1)软组织瓣有足够的血供,不至于发生术后坏死或伤口裂开。

(2)保存牙槽嵴和龈颊沟的形态。

(3)提供足够的手术视野。

(4)为种植器械和手术引导装置的使用提供了宽敞的术区。

(5)为局部取骨提供手术入路。

(6)便于识别重要的解剖结构,避免损伤相邻的重要解剖结构。

(7)当手术区域行骨增量手术后,软组织瓣仍能提供较为良好的软组织封闭。

(8)细菌污染降到最低。

(9)有利于形成或经二期手术形成种植体周围的附着龈结构。

传统用于种植治疗的两种基本的瓣的设计,根据术区水平切口的定位(前庭沟或牙槽嵴顶)来区分。提倡用改良的前庭沟切口,使得软组织瓣可以覆盖下颌骨局部骨扩增。虽然在下颌牙槽嵴局部扩增治疗中应用的前庭瓣大多数都获得了成功,但前庭瓣处理起来比较困难,而且经常需要大量剥离骨膜来为种植器械提供充分的术区。此外,前庭瓣设计还会妨碍手术导板应用,改变牙槽嵴和龈颊沟的表面形态,很少能够达到种植治疗中瓣的最佳设计标准。

相反,在大多数种植手术中,行嵴顶切口的颊侧瓣设计,为外科医生提供了实用、有效的软组织处理方法。这个设计临床适用范围广,很容易改良,达到期望的手术目标。通过嵴顶周围切口和一个或多个种植位点近中和远中的曲线斜形的垂直松弛切口,确定了种植手术的颊侧瓣轮廓。通过改变嵴顶周围切口的位置及倾斜度,颊侧瓣对潜入式和非潜入式种植手术都适用。同样的瓣设计可用于潜入式种植体的基台连接和非潜入式种植体植入。潜入式种植体植入时,瓣的设计不同之处只是在于嵴顶周围切口的位置和倾斜度,以及舌侧或腭侧瓣的剥离程度方面。

2. 整形外科原则在切口设计中的应用

(1)斜面型切口。

种植手术和位点组织增量治疗中采用整形外科的斜面型切口,与传统技术相比具有显著的优势。切口倾斜可以扩展创口边缘面积,增加复位后瓣的表面贴合面积,增强早期愈合中创口复合体的稳定性,可以减少瓣边缘裂开的发生,大大提高切口处的美观效果。而且由于瓣的收缩减少,出现凹痕和瘢痕的情况也会较少。切口适当倾斜,瓣边缘的厚度从部分到全厚逐渐增加,并与同样倾斜的对侧瓣边缘紧密贴合,会掩饰切口线瘢痕,而且形成的瘢痕透光性增加,与垂直组织面的切口相比,更不显眼。

当种植治疗中行斜面型切口时,刀刃与组织表面成近似45°角,朝向瓣的中心。在牙槽嵴顶切口时,采用比较窄小的刀片可以方便获得正确的角度。斜面型切口的瓣复位贴合后,切口线立刻变得不显眼了。

(2)整形外科技术在松弛切口的应用。

松弛切口的设计要尽量在不显眼的地方:从美学效果讲,切口直接位于或平行于天然解剖标志如牙间沟和膜龈联合,可以很容易地掩饰曲线切口,和直线切口相比更不显眼。而且,如果可能,尽可能避开上颌中切牙位点。

曲线松弛切口的应用:曲线松弛切口是整形外科一项基本技术,与直线松弛切口相比较,具有明显优势。应用曲线切口时,瓣内包含的黏膜组织量更大,从而增进其整体弹性,这有利于瓣的被动适应,并在必要时将黏膜瓣向冠方推进而不会影响瓣的边缘组织血运供应。一个沿曲线路径的切口,要长于直线切口,在关闭创口时,曲线设计增加了切口的长度,有利于减小瓣复位的张力,减少伤口裂开的风险。

当进行大量的位点组织重建治疗时,需在离种植位点更远处单个或多个牙位(位点近中或远中第二或第三个牙间区域)开始切口,从而增宽瓣的基底部。这将获得扩大的曲线瓣设计。这一改良可以保证大量硬组织和软组织移植物表面的瓣无张力覆盖,从而更容易被动关闭创口。

反折切口的应用:反折切口可以进一步增加切口线的长度,增加瓣的拉伸范围,在不超过瓣的弹性极限情况下使瓣得以额外冠向拉伸,而不会影响瓣边缘的血液循环。传统的减张方式采用骨膜松弛切口,因横穿瓣的基底而减少了瓣边缘的血液循环。位点组织重建治疗中(如进行各种骨增量)采用曲线斜面型瓣设计并联合使用反折切口,因反折切口的张力释放作用,则很少需要骨膜松弛切口减张。进行反折切口时,黏膜组织要处于绷紧状态下。这样做可以保证张力释放切口的位置和角度精确。

(二)瓣的处理考虑

种植软组织处理的主要目标是建立健康的种植体周软组织环境,提供形成保护性结缔组织封闭所需要的结缔组织和上皮。此外,当在美学区域进行种植治疗时,在修复位点,必须重塑软组织结构和表面形态,以获得自然的外观。为实现这些目标,外科医生必须仔细保存和巧妙处理种植位点现有的软组织,以及在需要时,进行软组织扩增。

种植体周软组织瓣的轮廓设计,首先保证最佳的舌侧和腭侧软组织环境。瓣的设计应该保证在种植体计划穿龈部位的舌侧或腭侧要有足够宽度的、质量良好的附着龈组织。以这种方式设计瓣很实用,因为以后很难纠正发生在舌侧和腭侧区的软组织问题。在种植手术前,应该评估与种植体穿龈部分相关的附着性组织的质、量和位置。然后外科医生就能决定需在哪里作切口,需要采取哪些外科手术处理现有的软组织,从而在每个病例建立稳定的种植体周软组织环境。

潜入式及非潜入式植入方式瓣的处理特点如下。

1. 潜入式种植体植入

当植入潜入式种植体,颊侧瓣必须设计成能保存位点的血液供应和牙槽嵴以及龈颊沟的表面形态。嵴顶切口斜向舌侧或腭侧。切口起始于牙槽嵴顶舌侧或腭侧表面,而刀片成角度以便和下方的骨接触。翻起颊侧瓣暴露全部牙槽嵴顶,为种植器械提供充分的操作入路。舌侧或腭侧瓣不需要剥离或最低程度剥离,更有助于保存骨膜血循环,在以后关闭创口时为颊侧瓣的固定保存足量的附着性组织,提高了创口复合体的稳定性,减少了术后创口裂开的发生,并且保存了牙槽嵴和龈颊沟的表面形态。

2. 非潜入式种植体植入

尽管还没有提出建立稳定的种植体周软组织环境所需的最小附着组织宽度,但目前更倾向于在种植体周围最好有不小于 2 mm 的附着龈宽度。为了在种植体的穿龈部位形成良好的软组织附着结构,应尽量保证在切口舌侧有大约 2 mm 宽度的附着性组织或质量良好的舌/腭侧黏膜。现有软组织的量和位置将指导切口的定位。嵴顶切口的位置通常比潜入式种植体植入时的切口更接近牙槽嵴中间的位置。

(三)同部位种植治疗中切口和瓣的设计及处理考虑

1. 下颌种植治疗中切口和瓣的设计及处理考虑

(1)下颌无牙:颌牙槽端顶切口范围要超过拟行种植体植入或需暴露的区域,整体瓣的设计还包括后牙区的松弛切口和中线处的垂直切口。这个瓣的设计提供了极好的外科器械入路,方便使用外科引导模板。嵴周切口向后面延长,可以迅速、容易地剥离后面松弛切口区的牙周组织,从而方便在最初翻开颊侧瓣。而且延长切口的范围,方便局部取骨,也可以通过侧方软组织推进术获得创口一期关闭和种植体穿龈结构周围软组织环形封闭。

舌侧要尽量保证足够的附着龈。另外舌侧翻瓣应减到最小,以保存来源于舌侧牙周组织的血液循环,并在关闭创口时为颊侧组织缝合提供锚固。遵守这一外科技术可以提高创口复合体的稳定性并减少术后创口裂开的发生。

当计划植入潜入式种植体,行牙槽嵴顶偏舌侧切口。刀片方向垂直,使瓣边缘轻度向舌侧倾斜。采用嵴顶偏舌切口,将骨预备过程中舌侧翻瓣的需要减到最小。

在种植体植入后,通过水平褥式缝合,将两侧颊侧瓣的前角和舌侧附着龈相缝合。这种缝合使得两侧颊侧瓣边缘对齐。然后使用水平褥式缝合或简单间断缝合迅速获得种植体表面的封闭。在术后早期,褥式缝合更不易因临时修复磨损而裂开。建议交替单纯间断缝合和褥式缝合以获得种植体植入区创口的关闭。在潜入式种植体表面获得无张力关闭后,远中的延长切口以更简单的方式完成缝合关闭。

(2)下颌牙列缺损:在下颌牙列缺损的情况下,应根据潜入式或非潜入式种植体植入的需要调整嵴顶切口的定位和倾斜度。在需要进行位点骨增量操作时,应向近中或远中行曲线松弛切口,刀片向瓣的中心倾斜。

2. 上颌种植治疗中切口和瓣设计及处理考虑

当腭黏膜过厚或组织健康状态不够理想时,需要在术中削薄腭侧组织。

这可以通过锐性分离的方法切除该区域的结缔组织,减少组织厚度。否则,腭侧组织过厚,食物残渣容易堆积,并妨碍对这些区域进行日常所需的口腔卫生维护。

(1)上颌无牙颌:上颌无牙颌切口修复设计及处理考虑与下颌无牙颌基本一致,稍加变化即可以用于上颌无牙颌的种植手术。

当计划植入潜入式种植体,应用向腭侧倾斜的嵴顶偏腭切口,此切口可以暴露全部牙槽嵴,在骨预备时减小腭侧翻瓣的可能性。在种植体植入后,颊侧瓣复位,并将其缝合锚固在仍附着于骨面的腭侧组织。

在植入非潜入式种植体时,牙槽嵴周切口位置通常更接近嵴顶正中,腭侧需要少量翻瓣,以便于骨预备或基台连接,削薄过厚的腭侧瓣。

前庭沟深度的不足给外科医生和修复医生造成了软组织处理难题。在非潜入式种植体植入时,瓣的设计应能加深前庭沟,为口腔卫生维护提供便利途径。

(2)上颌后牙区:牙槽嵴顶正中切口。其优点是入路短、暴露好。

牙槽嵴顶偏腭侧切口,其优点是有利于腭侧附着龈向唇侧转移,增加唇侧的附着龈宽度。

(3)上颌前牙区切口:上颌前牙区常因骨量不足需在种植同期行牙槽突骨增量术,同时,手术切口又与后期的软组织成形的美学效果息息相关,故上颌前牙区的手术切口必须考虑以上两个因素。上颌前牙区无论是单牙还是多牙,种植的手术切口一般均行松弛切口,向上翻起黏骨膜瓣,暴露受植床。曲线斜面型切口结合张力释放反折切口,瓣内包含的黏膜组织量更大,切口线延长,瓣的整体弹性增加,有利于冠向复位软组织,覆盖骨增量区域,达到无张力缝合,而且斜面型切口伤口对位更加精确。

三、逐级备洞

种植手术是整个种植修复工程的基础,而优良的设备、器械和精细规范的操作技术,则是确保外科种植成功的主要因素。

(一)种植外科采用逐级备洞目的

逐级备洞的主要目的是:①保证种植体植入准确的位置与轴向;②保证整个手术过程中钻头产热小于42℃,防止洞壁表面骨细胞因产热发生坏死。

（二）种植外科的器械与设备

国际上成熟的种植系统均提供一系列逐级备洞的器械与工具。牙种植系统的专用手术设备和器械主要由种植机和种植窝洞制备、植入及连接器械组成。此外，还包括种植手术常用的辅助外科器械及其他专用器械，如上颌窦底提升植骨器械，以及其他辅助外科器械。

1. 种植机

种植机为种植手术的主要设备，分主机和手机两部分。临床中常用的种植体有体积大小之分，也有附加功能有无之分。

主机提供可控的动力电源，通过液晶内图标或面板图标控制按钮可进行高速钻削与低速运转的切换、扭力大小的调节，以及正、反转的切换功能。

一般种植体的手机分高速与低速两种，操作时分别使用。手控或脚控按钮可切换到相应的速度标志和扭力。冷却管有内冷却和外冷却之分。

2. 手术器械

种植系统的手术器械分别配置于一期和二期专用器械盘内。遵循逐级备洞的原则，合理化设计的专用器械盒内主要器械在种植手术过程先后按顺序使用。主要包含：球形导钻、先锋麻花钻、成形钻、肩台钻、攻丝钻。此外，在种植手术中需要应用的辅助工具还有：方向指示杆、深度测量尺、种植体输送器、螺丝刀、手动扳手（带或不带扳手）。

（三）基本手术步骤

在术前麻醉、切口设计与翻瓣后，在充分生理盐水冷却下进行种植窝洞的逐级备洞。具体操作过程为：①球钻定点：一般用直径 2 mm 左右的球钻，做深度抵达骨松质的圆孔。在前牙美学区域建议采用外科模板，保证定点在近远中和唇舌向的准确性。不建议采用直径过大的球钻做第一定点钻；②先锋麻花钻确定种植体的深度与轴向：先锋钻直径以 2 mm 左右为宜。在有 CAD/CAM 模板操作时，可直接达到预定深度。否则，在钻入深度 7~8 mm 时，放入方向指示杆（direction indicator），检测初步预备的近远中、唇腭向及种植体的轴向，并观察指示杆外延伸展的方向与对颌牙的咬合关系，以便在偏离时及时调整，然后再预备至所需深度；③方向指示杆（深度测量尺）测量：检测种植体窝洞初步预备的位置、深度、轴向；在多牙缺失位点植入两个以上的种植体时,应将测量杆留在种植窝,作为第二个种植窝预备参照物,尽可能保持植入的种植体互相之间的平行或长轴方向的一致性;④扩大钻:扩大备洞,并可对种植体的轴向做小的调整;⑤终末钻成形:以上操作都应将手机转速控制在1 000转/min左右,有些种植系统要求在使用特定骨钻时,强调速度控制在800转/min以下进行,避免过度骨创伤;⑥肩台钻:只有在下颌骨皮质很厚的情况下多平行壁种植体颈部存在较大级差时才使用。避免因肩台钻的使用,影响种植体植入的初期稳定性;⑦攻丝:上颌因骨质疏松,很少使用攻丝。对于骨密度较硬的位点,尤其是下颌位点,根据植入体的深度,选用相应长度的攻丝钻进行骨孔内螺纹的制备,深度一般至种植窝深度的2/3即可,剩余部分依靠种植体的自攻作用。对于非埋入式种植体来说,避免过度攻丝而导致初期稳定性下降。在选用机动攻丝操作时,仍需持续水冷却。途中若停止,说明扭力不够,此时可加大扭力继续攻丝,直至底部后反转退出。操作时最初放置攻丝钻的方向要与种植窝轴心一致,不能偏斜,开始加少许压力,之后顺其自然旋入。遇阻力较大可退出后反复攻丝,避免暴力操作。

四、植入种植体

因种植体表面都经过了特殊的处理,以促进骨结合,故种植体就位时,应避免手套、牙、唾液等物触及种植体表面,应用专门设计的夹持工具直接将种植体送入备好的洞形中。

种植体的植入可以选择机动法或手动扳手植入法。机动法植入种植体:将预选长度与直径的种植体通过连接器装入手机,选择种植体相应挡位,逐渐增大扭矩。一般在种植机设定扭矩已达35 N·cm,而种植体已有2/3以上长度进入骨内,可换用手动扳手继续旋入至预定深度。若阻力过大,超出50 N·cm,应考虑退出种植体,重新攻丝甚至窝洞预备后再植入种植体。扭矩过大时强行植入,不仅会造成边缘皮质骨的过大应力,而且有可能导致种植体传送螺丝折断甚至种植体壁的裂开,尤其是对小直径内连接种植体而言,风险大。

在种植体植入过程中是否需要水冷却,不同种植体表面处理和设计要求不同,有些种植体在植入时强调勿用生理盐水冷却,所以具体操作要详细了解厂家使用指南。

种植体就位后应该在各个方向上没有任何动度,称为初期稳定性。良好的初期稳定性是成功骨结合的前提。

五、种植二期手术

种植体植入后,一般3~6个月即可行二期手术,暴露种植体,连接愈合基台。不同的种植系统其二期手术略有差异,但其目的基本相同。同时,种植体二期手术要检查评估骨结合的状态以及种植体周围软组织状态。一般来说,缺牙区域因缺乏生理性刺激,常见硬组织吸收和软组织萎缩,特别是附着龈宽度不足或缺如。所以,尽可能在二期手术时保留软组织和附着龈,必要时通过自体组织移植恢复或重建种植体周围软组织结构。

(一)种植二期手术的软组织处理方法

二期手术通常使用三种不同的软组织外科方法以获得期望的缝合效果,达到环绕种植体穿龈结构的附着性软组织封闭效果:切除性塑形法、旋转瓣重建法和侧方瓣推进法。在大多数临床情况下根据指导原则采用上述软组织外科处理,都会取得稳定可靠的效果。具体应用哪种外科处理方法,主要应根据种植位点颊侧的附着龈宽度。这些外科策略经常需要联合使用。

1. 切除性塑形法

当颊侧附着龈宽度在5~6 mm,可以进行切除性的塑形,以便于环绕种植体穿龈结构的软组织达到环形封闭效果。在切除性塑形后,软组织与种植体穿龈结构贴合,使得环绕种植体穿龈结构的软组织形成环形封闭。

2. 旋转瓣重建法

当颊侧瓣剩余的牙龈组织宽度在4~5 mm,推荐使用提倡的牙龈乳头重建方法。这一方法易于创口初期缝合,易于获得绕种植体穿龈结构的软组织环形封闭,同时维持充足的环种植体穿龈结构的附着性组织带。使用窄刀片锐性分离组织,形成颊侧瓣的蒂部,被动旋转后填充种植体间空隙。牙龈乳头重建法比切除性塑形法切除的组织量更少,因为形成的软组织蒂可以用来获得种植体间的软组织覆盖和创口一期关闭。只有在下方骨组织和种植体穿龈结构能支撑种植体间的软组织蒂时,这项技术才能成功用于重建龈乳头。该技术的一项改良应用是使用腭侧瓣形成的蒂,也能在旋转后填充种植体间空隙内,在上颌腭侧组织较厚的情况下尤其有用。

3.侧方瓣推进法

当颊侧附着龈宽度在 3~4 mm,使用侧方瓣推进法,以方便初期缝合和种植体穿龈结构的软组织环形封闭。这一方法尤其适合于无牙颌或后牙缺失种植病例,此时种植位点附近存在充足的附着性组织带。外科医生只要将附近区域的附着性组织侧向移位,就可以获得创口一期关闭,并形成种植体穿龈结构的附着龈环形封闭。

(二)手术步骤

首先根据一期手术记录、根尖片等影像学检查以及临床检查结果,初步判定种植体位置。切口设计与翻瓣:一般种植体二期手术切口多采用牙槽骨正中切口,以便减少创伤,顺利暴露种植体(软组织美学处理及重建除外)。若可明确种植体的位置,在其覆盖螺帽上方做与牙槽嵴一致的弧形切口,一次切透黏骨膜。若有多枚相距较近的种植体时,可采用单一连续切口,用骨膜剥离器贴骨面剥离,充分显露覆盖螺帽及外延 2 mm 周缘区。

暴露种植体后,在未旋出愈合帽之前,判断评估骨结合情况,并去除覆盖于愈合帽上方的多余骨质,然后旋出愈合帽,冲洗种植体内腔及周围组织,根据局部黏骨膜的厚度选择适宜长度的愈合基台,旋入就位。要注意观察种植体颈部周围有无骨吸收和纤维组织包绕,仔细清除纤维组织。

选择愈合基台:愈合基台的功能是引导软组织袖口形成。愈合基台高度应高于黏膜,但不能与对颌牙有接触,若黏膜厚度大于 3 mm 时,一般应修薄黏膜厚度,旋入愈合基台,旋紧愈合基台的力量大致为 10~15 N·cm,可用扭矩扳手控制,以防止其松动脱落。一般来说,愈合基台应保持 4~6 周,方可取修复印模。

第二节　颌骨不同区域的种植外科技术

一、下颌无牙颌种植

下颌无牙颌的种植修复设计愈来愈多地采用种植体支持的覆盖义齿修

复,而其上部结构多见杆式结构、切削杆结构、球帽式结构、双套冠结构、按扣式以及磁性上部结构。无论其上部结构如何,种植体植入理想的位置与轴向并获得良好的骨结合是其前提。另外,下颌无牙颌种植修复还要注意黏膜厚度、附着龈宽度、牙槽骨厚度,必要时须行软组织成形术。

(一)手术切口

下颌无牙颌种植体植入的外科入路一般多采用牙槽嵴顶正中切口,至牙槽峰顶骨面。其优点是暴露容易且充分,颊舌侧均可保留一定的附着龈,有利于种植体颈部的清洁与维护。

(二)种植体植入的部位

下颌无牙颌种植的部位多选择下颌矮孔区,该区域一般在无牙颌状态时仍有足够的骨量以植入种植体,且骨质较好,这对于无牙颌的老年人而言极其重要,因老年人骨质质地均较疏松。该区域植入种植体的修复宽容度大,修复方式多为种植体支持的可摘修复。

由于下颌在功能运动时,特别是在功能性负重时,下颌骨体部会有一定程度的弹性运动,而非刚性结构。故有学者认为下颌无牙颌行种植体支持的固定修复时,建议行分段固定修复。

(三)种植体数目

下颌无牙颌种植时,植入裂孔区的种植体数目,如下所述。

1. 2 个种植体/3 个种植体

种植体主要用于固位及部分支持义齿,适应于患者年龄较高、希望易于清洁者。两个种植体支持的义齿一般为覆盖义齿,其固位效果较好,但受力不够理想。可行球帽式覆盖义齿、锁扣式覆盖义齿、磁性固位覆盖义齿、杆卡式覆盖义齿等修复方式。种植体位置在下颌中线两侧各 10 mm 处,即种植体中心间距离 20 mm 为宜,过大则影响舌运动,过小则固位不良。如果解剖条件和患者经济条件允许,也可在下颌颊孔区植入 3 个种植体,远中的两个种植体位于颊孔近中 5 mm 处,中央的种植体位于下颌中线处。3 个种植体支持的修复体仍以活动修复为主,类似于 2 个种植体的修复方式,但其固位力较 2 个种植体好且在前后向抗旋转的性能较 2 个种植体好。

2.4 个种植体

4 个种植体较为常用,修复的宽容度较大,可选择多种上部结构修复。种植体位置一般是远中的 2 个种植体应位于颏孔近中 5 mm 处;中线两侧的 2 个种植体距各自远中的种植体间至少应有 7 mm 的距离。

3.5 个种植体

如设计行切削杆上部结构,亦可植入 5 个种植体,即在中线处再植入 1 个种植体。但 5 个种植体不适合球帽式上部结构,也不适合杆卡式结构。

(四)下颌无牙颌种植固定修复

若下颌无牙颌的解剖条件允许,即在前后牙区均有足够的水平和垂直骨量,同时上、下颌骨位置关系正常,也可植入 6~8 颗种植体,支持一个固定修复体,远中的种植体至少要位于第一磨牙位置。固定修复体可以是分段式金瓷桥体修复,也可以是一体式整体修复。

二、下颌后牙区种植术

下颌后牙区特别是游离端缺失的种植义齿修复被认为是疗效显著的修复方法,但这个种植区域也是种植风险较大的区域之一。首先是下颌后牙区颌力负重较大,种植体负担重;其次,下齿槽神经在该区域骨内穿过,要避免损伤的风险。

(一)手术切口

下颌后牙区种植手术切口一般采用牙槽嵴顶正中切口,其近远中方向绕邻牙颈部分别向近远中做延伸切口,以充分暴露术野。其优点是术野暴露充分,根据植入种植体的需求,既可选择完全关闭伤口,也可选择连接愈合基台后修整软组织关闭剩余伤口,术后组织肿胀轻。若缺牙部位是游离端,可向近远中颊侧做适当附加切口,以暴露术野。

(二)种植体的三维空间位置

下颌后牙区种植体植入必须位于下齿槽神经之上至少 1 mm,以确保下齿槽神经不受损,这是该区域种植手术的基本原则。有报道称,根据下齿槽神经在下颌骨体的走向,可避开下齿槽神经植入足够长度的种植体。但多数报告认为,该方法因过多考虑下齿槽神经管的位置,往往导致种植体植入的轴向不理想,后期修复困难,故较少采用。当下齿槽神经位置距牙槽端顶小于 7 mm,可以考虑行下齿槽神经解剖术,游离下齿槽神经,植入足够长度的种植体。该方法手术风险大,不作为常规方法。

由于正常生理牙列的覆𬌗关系,正常情况下,下颌后牙区植入种植体的轴向在冠状面上应正对于上颌后牙的舌尖颊斜面,以保证修复后种植体的轴向受力及长期效果。

有报道认为,植入 3 个以上种植体,则尽可能使种植体不要排列在一条直线上,以更有效地拮抗侧向受力,但临床实践中往往由于牙槽嵴顶宽度所限,难以实现。

(三)种植体数目

(1)下颌后牙区种植修复时植入种植体的数目一般等同于缺牙数目,如当下颌第一、第二磨牙均缺失,形成游离端缺失时,一般植入 2 个种植体修复。

(2)当下颌第一、第二磨牙缺失,但对颌仅有第一磨牙时,可只修复到下颌第一磨牙,即植入 1 个种植体,支持游离缺失状态下的第一磨牙。

(3)当仅为下颌第一磨牙缺失种植时,因其间隙较大、生理受力也大,植入种植体的直径、长度也有所要求。一般情况下若其近远中间隙小于 13 mm,且骨量高度>10 mm,植入 1 个常规直径与长度的种植体,如直径 ≥4 mm,长度≥9 mm 的种植体,则可满足修复及受力需求。反之,有报道认为需考虑增加骨量或正畸缩小间隙后植入种植体。

三、上颌前牙区单牙种植术

口腔种植修复在早期成功地用于下颌无牙颌修复以后,其经验亦被用于进行上颌前牙区单牙种植修复。然而,上颌前牙区单牙种植修复的要求很高,难度远远大于无牙颌种植。

(一)上颌前牙区单牙种植的问题

上颌前牙区因其特殊的位置和解剖结构,种植修复通常会面临更多的问题。

1. 骨量不足

上颌前牙缺失后,由于生理性吸收,患者就诊时常常伴有缺牙部位骨量的不足。据统计,60%~80%的上前牙缺失患者在种植时需行不同程度与方法的植骨术。

2. 种植体位置要求高

因其直接影响修复的美学效果,故上前牙种植时,对种植体的位置与轴向要求极高。

3. 解剖条件要求高

要求间隙与对侧同名牙相类似,要求正常覆盖关系,正常龈距离。

4. 美学要求高

如果微笑曲线高,则美学效果不但涉及单纯修复体的美学问题,而且还涉及修复体根方牙龈美学效果,包括颜色、质地、轮廓、膜龈联合线。所以,微笑曲线位于牙齿高度以内,修复难度小;若微笑曲线位于牙龈上,则修复难度大。

总之,上颌前牙区种植修复是牙种植修复里难度较大的一种类型。现分步讨论。

(二)临床检查

1. 缺牙原因

缺牙原因直接关系到缺牙区牙槽嵴的解剖形态。一个因长期牙周病或根尖周病缺失的牙齿,其唇侧骨板大都因炎症吸收而缺失。而一个外伤根折的患牙则可能伴有唇侧骨板的骨折,若外伤直接造成牙齿缺失或已急诊拔除患牙,则可能存在其唇侧骨板外伤性缺失,要预计其植骨的量与方式。因不能治疗的龋坏牙根或外伤尚待拔除的根折牙,则有可能是即刻种植的适应证。

2. 缺牙区的解剖形态

有无明显的软硬组织缺损,硬组织厚度可通过专用测量针探知,亦可通过 CT 确定。附着牙龈是否充分,膜龈联合线位置是否与邻牙区一致,若上述解剖条件不理想,则可预见其种植修复的美学效果会严重受限,此时要计划是先行该区域软、硬组织重建后再行二期种植,还是种植时同期行软、硬组织重建。

3.微笑曲线与牙列状态

微笑曲线过高、牙列不齐都会加大修复的美学难度,应建议患者正畸排齐牙列,并及时向患者解释修复后的美学问题。

4.咬合关系

龈距离过小、深覆、对刃及各种错等不利种植修复或修复后的长期效果。应在纠正不良的咬关系之后,再行种植修复,切忌简单种植。

5.X 线检查

种植体植入术前,X 线检查均应行曲面体层片检查,即使单牙缺失亦应如此。需判断,相邻的颌骨主要解剖结构、缺牙间隙有无异常、邻牙位置等。在怀疑邻牙根尖有病征时,需加拍小牙片以确诊。若有条件时,应加拍缺牙区矢状 CT 片,其能提供牙槽突骨量的准确信息以及应患者要求解释手术设计、植骨的必要性等。但 X 线检查无法对软组织状态提供足够的帮助信息。

通过上述临床及 X 线检查,一般则可对种植修复的适应证、手术的难易程度、修复的效果包括美学效果做出初步判断。对非适应证的患者则可提供其他修复建议。

(三)手术切口

上颌前牙区单牙种植体植入的手术切口,在不存在嵴顶或颊侧骨缺损的情况下,一般只做牙槽嵴顶正中切口;若存在骨量不足需做骨增量时,则需做颊侧黏膜附加松弛切口,以充分暴露术野行骨增量术。

(四)位置与轴向

1.种植体植入深度

上颌前牙区种植体植入的深度与骨结合、良好的牙龈外形及理想的修复美学效果有直接关系。研究认为当缺牙后,牙槽嵴顶垂直向至少有 1 mm 骨质发生吸收,所以在上前牙区域种植体植入时其肩台应低于邻牙的釉牙本质界 2~4 mm,才能给种植体基台留出足够的垂直空间进行修复,并使修复体具有从龈下向龈上自然过渡的美学效果。

当种植体肩台与邻牙釉牙本质界的距离小于 2 mm 时,即种植体的植入深度不足时,则修复体与邻牙的形态不易协调。当种植体肩台在根方低于邻牙釉牙本质界大于 4 mm 时,为补偿其位置过深造成的美学效果的不协调,常常需要较深的上部结构位于龈下和增加较多的软组织来覆盖修复体,其长期效果不佳,且易发生种植体周围炎症。故上颌前牙区种植体在垂直方向的植入深度不应大于邻牙釉牙本质界 4 mm,而应恰好在 3~4 mm 之内。

2. 种植体的轴向

在上颌前牙区种植修复的功能及美学效果取决于种植体的位置与轴向。特别是种植体轴向的轻微偏差,可能引起其美学效果较大的区别。为取得成功的种植修复,上颌前牙区的种植体植入必须根据上部结构修复要求确定种植体的前后轴向。从侧面观,理想的种植体的轴向延长线应位于邻牙切缘以内。从𬌗面观,其位于原缺牙的舌隆突的位置。如过于唇倾,则修复困难;如过于腭倾,则美学效果亦不佳。

3. 种植体的选择

为保证种植修复后牙尖乳头和其他软组织形态的美学效果,有研究认为,种植体距天然牙至少有 1.5 mm 距离,同时认为颈部膨大的种植体易造成嵴顶部的软硬组织退缩,导致修复后的美学效果受限,而平台转移的种植体更加有利于软组织的丰满度。

第三节　骨量不足的种植外科手术

一、牙槽嵴骨增量技术的基本原则

在种植义齿修复时,使用骨增量来重建萎缩的上下颌骨,已经过大量的临床实践,其有效性及可靠性已有大量基于循证医学原则的研究报告。然而,牙槽嵴骨增量手术的临床效果与操作者对骨的解剖生理状况的掌握以及临床实践经验密切相关。因此,根据骨愈合中的自然规律,掌握手术方案制订及操作中的一些基本原则,才能获得预期治疗效果,避免并发症的发生和发展。

(一)规范的术前检查与评估原则

良好的术前评估与掌握充分的解剖知识可以减少并发症的发生;合适的供区选择、外科技巧以及密切随访是获得成功的保证。

曲面体层片以及根尖片可用于评估骨缺损、周围的牙齿以及局部解剖形态。计算机断层摄影术(CT)对骨缺损的三维观察十分有用,也能用于评估口内供骨区的情况,有助于决定所需移植骨的大小以及取骨的部位。可结合使用种植设计软件与CT扫描,更加精确地评估患者所需重建的骨量。使用计算机扫描制备颌骨的立体光刻模型,通过对殆架研究模型及诊断蜡型的研究分析等,可把握牙槽嵴形态与预期修复结果的关系。在骨移植手术中,选择合适的供区,提供足够的骨量,设计预期修复体位置的模板,以使种植体能植入到理想的修复位置,也是术前诊断评估很重要的一个方面。

(二)供骨区选择的微创化原则

选择伤害最小的部位并且以伤害性最小的手术方式采取自体骨是牙槽嵴骨增量技术的一个原则。在牙槽嵴严重吸收患者牙种植前的骨增量技术中,自体骨移植被认为是预期效果最佳的选择,但同时也是增加手术创伤及手术并发症的重要原因,临床医生应根据治疗需要及供骨区特点选择创伤最小的手术方案。

供骨区的选择由以下几个因素所决定:受骨区的情况、骨缺损的大小、用于骨缺损修复所需的骨量、需要取块状骨还是颗粒状骨,以及患者的要求及医生的经验。选择一个能提供足够骨量的供骨区,使种植体能植入到理想的修复位置,而且是患者愿意接受的,医生又有较多经验的供骨区,这是诊断评估和治疗计划制订中很重要的方面。

供骨区可取骨量,由大到小排序如下:髂骨、胫骨近端、头颅骨、肋骨、下颌骨颏部、下颌骨升支、上颌结节。尽管髂骨最常用于较大颌骨缺损的重建,但是它具有以下缺点:需要手术室、全身麻醉、手术后需住院以及步态的改变。口腔以外部位取骨,一般较难为患者所接受。近年由口腔内选择供骨区的临床实践被多数牙种植的医生和患者接受。在口腔内也就是颌骨解剖区内选择供骨区,可于门诊局部麻醉下手术,可减少手术和麻醉时间,避免了皮肤上的瘢痕。常见的口腔内颌骨区自体骨块供骨部位包括下颌骨联合处,也称颏骨块、下颌升支、颧骨支柱等。颌骨区取骨的缺点是能取到的骨量有限,所以在口腔内颌骨区取骨进行骨增量手术者,通常需要配合非自体骨增量材料的应用。

(三)手术操作原则

1. 软组织处理原则

确保骨增量手术成功的要点之一是保证进行了骨增量的手术区在密闭无菌的环境内愈合,因此保证术后创口的关闭是骨增量技术中的一个重要环节。在进行了牙槽嵴破坏了原有的血供以及游离骨块移植后,尚未建立成熟的循环之前,骨的抗感染能力较差,此时如受区存在感染或污染或因创口裂开而致移植骨暴露于口腔内微生物环境中,则可导致手术失败。而术前对可能导致软组织愈合不良的因素都能有效地去除并在手术中尽量保护软组织的修复能力则是骨增量手术的一个重要原则。

如果术区软组织存在炎症、术后不能确保创区可靠地关闭,应于骨增量手术前对骨增量术区软组织进行必要的处理。如病灶牙根或松动牙应于术前拔除,进行必要的牙周治疗等。且拔牙最好是于术前两周进行,这样两周后软组织已经愈合,局部由于病灶去除且经自身的清理抗病机制,清除了局部可能存在的感染源,使得骨增量手术中确保无菌状况较为容易。

吸烟可影响软硬组织的愈合和重建,因此,术前应建议吸烟患者考虑戒烟或减少吸烟次数,并在术前将此风险与患者进行充分的沟通,以获得患者的理解和配合。

在手术切口设计中,应当使用宽基底瓣,确保黏骨膜瓣充足的血供,通过扩大松弛切口、充分翻开黏骨膜瓣、骨膜松弛切口等措施来使骨增量术区的软组织达到无张力缝合。受区切口原则上不应设计在植入材料的部位。

2. 无菌操作原则

手术操作时保持术区及移植骨块的无菌状况,是保证手术成功的必要条件。由于移植骨块在进入受区后,在相当长一段时间内处于无血供、无自身抗感染能力的状况,因此确保移植过程中的无菌操作,防止对移植骨及受区的污染,是手术中必须确保的措施之一。

3. 移植骨块活性保持原则

通常自体骨在刚离体时尚有部分具有活性的成骨细胞或前驱细胞,在手术过程中应尽量保护这些细胞,以利骨块的生长及愈合。取下的自体骨应保存于生理盐水中,有研究证实将自体骨块在室温下(22 ℃左右)保存于生理盐水中,4 小时内仍可以保持 95% 以上的骨髓细胞活性。也有学者建议将其保存于富血小板的抗凝血浆中。总的来说,切忌将骨块置于干燥环境下导致脱水,或浸泡于低张性溶液(如蒸馏水)内。

4. 受区预备

受区预备的原则是增加局部血供或局部营养,促进移植骨块尽快完成血供的重建并避免愈合过程中因缺乏营养来源出现细胞坏死,形成死骨。受区应有良好的血供,皮质骨较厚时应去皮质化。

自体骨离体时部分具有活性的成骨细胞或前驱细胞,在愈合初期(3~5 d 内)仍需依赖受区内血浆来营养维持细胞活性,这里受区良好的血供就显得尤为重要。对受骨区的去皮质化,使之与移植骨块紧密贴合,有利于骨块的重新血管化以及骨愈合。

5. 移植骨固定和制动

新生血管形成及建立血流灌注通常需要 2~3 周的时间,而此时间与移植骨的大小及受区血供有关。新生的微血管通常较细(6~8 μm)也极脆弱,此时如果有任何的挫动,则可导致损伤。因此移植骨块必须有良好的固定和制动,并且要尽量避免来自外界的干扰,如活动义齿等。

(四)遵循骨修复生理进程的手术治疗原则

在任何的骨增量手术中,都不同程度涉及骨增量材料的应用。骨增量材料可以是来自自身的供骨区,也可以是人工骨替代材料。理想的骨增量材料应具备以下特点。

1. 骨生成作用

移植物内含成骨细胞,能在受区继续保持骨再生作用。

2. 骨诱导作用

能诱导受区组织形成新骨,含骨形成蛋白等成分。

3. 骨传导作用

移植物形成一支架,为新骨沉积提供一合适的物理架构,使邻近的骨组织沿支架长入。

目前除了自体骨增量材料能具备以上所有 3 个特点外,绝大部分的骨增量材料仅具备骨传导作用。这也是自体骨被认为是骨移植材料应用的黄金标准的原因。

游离自体骨必须再血管化,才能发生骨结合。松质骨的再血管化较皮质骨更快。松质骨内仍保留着丰富的骨细胞，这些骨细胞能生产合成类骨质，有较强的骨再生能力。致密的皮质骨起到骨引导的作用。随着时间的延长，骨移植物逐渐改建并被新生骨所替代(爬行替代)。

自体骨本身具有与骨形成有关的细胞及细胞因子，在手术过程及愈合过程中，如果从供区断离了血供的骨块能继续保持细胞的活力及细胞因子活性，则该骨块就能在受区自行生长代谢。如果这些过程中，骨块内细胞失活，则该骨块失去了骨生成作用；如果细胞因子失活，则进一步失去了骨诱导作用，则其在骨生成的过程中，仅能起到支架作用，其成骨效能较差。

所以在手术操作过程中应尽量保护骨的活力，并应根据手术操作后骨块的情况决定手术方案。如果操作中骨块已完全断离，其在异位重建血循环期间需要来自邻近骨组织的营养，这时就不应选择同期植入种植体，以保证骨块与受植床充分贴合，并且通过受植床的去皮质化等操作，利于移植骨的修复重建进程。如果骨块移位后还有血供，如骨劈开增量操作时，骨块未完全断离，此移位的骨块能继续维持前述三个特点，其修复重建效能较强时，可考虑同期植入种植体，从而加快失牙的修复时间。

移植物在骨愈合的过程中发生骨吸收是必然的，而骨的吸收与移植骨的特性、来源等有关。在手术前应考虑到供区骨的特性，骨质骨与松质骨的比例、形态(骨块或骨屑)，骨量的多少，不同胚颌发生来源等。通常松质骨、骨屑、软骨内成骨来源的髂骨等吸收较为明显，而皮质骨、块状骨以及膜内成骨面的颏部骨块、下颌升支等吸收较少，手术设计时应根据骨增量的需要以及预期的骨吸收程度在对骨缺损修复时进行必要的过度矫正以补偿骨吸收。另外，用吸收率较低的异种/人工材料覆盖移植骨(加盖或者不加盖膜)可以减少骨吸收。

二、牙槽嵴劈开技术

牙槽嵴劈开技术又称牙槽嵴扩张术，这种手术适用于牙槽嵴宽度不足，而高度尚能满足种植需要的情况。通过手术方法，将牙槽嵴从中间劈开，形成完整的颊、舌侧皮质骨板，将种植体植入劈开的间隙内，剩余的间隙则填入骨代用品；如果劈开后种植体不能满足种植体植入对初期稳定性的要求，或者不能满足种植体植入并保持在正确的方向和位置时，则可先植入骨代用品，二期进行种植手术。骨劈开技术的优点在于扩大了种植适应证的范围,充分利用了现存骨量,将唇颊侧皮质骨板推移向外而不是在种植窝预备过程中被去除,最大限度地保存了现有骨量,简化了手术,可以避免较为复杂的块骨移植等。在国际口腔种植学会第四次共识性研讨中,专家们按照循证医学的原则,分析了大量文献并结合世界著名专家的观点得出这样的结论:在适应证选择适当的患者中,牙槽嵴劈开扩张技术可以有效地改善轻度吸收的无牙牙槽嵴的情况。种植体植入牙槽嵴劈开扩张技术增加骨量的植床,其存活率与植入天然骨种植体的相似。

(一)术前检查

术前应进行必要的病史资料收集,如全身状况能否耐受手术,有无影响骨代谢的系统性疾病,用药史中有无静脉应用双膦酸盐等。检查包括口腔检查、影像学检查、血液检查等。结合病史资料排除手术禁忌证。由于骨劈开骨增量技术主要适用于牙槽嵴厚度不足者,而厚度的检查采用普通的X线平片无法显示,可采用锥形束CT(CBCT)观察厚度的情况,并了解其在唇(颊)舌侧骨板间是否含有松质骨,后者的存在直接关系到能否顺利劈开牙槽嵴以及能否同期植入种植体。

(二)适应证

(1)牙槽嵴轻度或中度骨量不足,需要同期植入种植体者,牙槽嵴宽度应在4 mm以上,这样才能保证唇侧骨板能够完整地移向唇颊侧,并能保持龈方的牙槽嵴不断裂。

(2)牙槽嵴中央必须有骨松质,在严重的牙槽嵴萎缩时,有时唇舌侧皮质骨板已经融合在一起,这时手术操作上就较为困难。

(3)主要适用于上颌骨:骨劈开牙槽嵴扩张的技术基础是骨组织的弹性特征,上颌骨骨质较为疏松,外层骨板较薄,可以允许较大的移动而不致折断,而下颌骨通常骨质骨板较为厚实,基本没有弹性,在扩张时较易折断。

(4)过度唇倾的牙槽嵴并不适合应用该手术,因为这会在扩张之后导致更加唇倾,给后续修复带来困难。

(5)如果劈开后种植体不能满足种植体植入对初期稳定性的要求,或者不能满足种植体植入并保持在正确的方向和位置时,则可先植入骨代用品,二期进行种植手术。

(三)手术步骤

(1)局部麻醉下进行手术操作。

(2)切口:可根据骨劈开扩张所需的术区大小设计角形切口或梯形切口,原则上松弛切口的位置应距离骨劈开线 2 mm 以上。

(3)骨劈开:先用裂钻或超声骨刀预备出利于骨劈开器械进入的凹槽,再将骨劈开器械刃端置于凹槽内,通过敲击使骨凿切入牙槽嵴内,小心勿穿通唇侧或腭侧骨板,直到设计深度后,更换较厚的骨凿,直至所需的宽度。在较严重牙槽嵴萎缩时,有时不能将牙槽嵴平均劈开,这时应保证腭侧骨板完整,唇侧骨板劈开如有穿通或断裂时,可先配合 GBR 技术完成骨增量,二期植入种植体。

也可直接用一薄刃骨刀从牙槽嵴顶处轻敲凿开骨皮质后,用骨锤轻敲,逐步进入预定深度,直到术区整个沟槽有一定的长度并达预定深度,将骨刀插入,采用杠杆原理撬动唇腭侧骨板使之扩开。用力要恰到好处,尽量避免骨皮质折断。唇舌侧骨板分开后,最好能保留部分松质骨衬里,这样植入后骨愈合会更可靠。应用骨凿放于每个部位,用柔和的指部力量推挤和旋转,有助于获得所需宽度。由于上颌牙槽嵴骨质疏松,通过扩张至预定深度后常可同期植入种植体。应先尝试仅作嵴顶处劈开,利用上颌牙槽嵴的弹性宽容度扩张后植入种植体,这样两侧骨板未断开,愈合期来自两侧骨板的血供有利于骨的再生和修复。如果扩张有困难,可以增加垂直于嵴顶处平行切口的纵向松弛截骨线,可先增加一侧,在扩张操作无法达到足够的扩张大小时再增加另外一侧。

有学者介绍牙槽嵴劈开骨增量技术操作时先用咬骨钳或骨凿修整、骨锉锉平形成一窄平台,然后在此平台上进行下一步的操作。但由于牙槽骨高度很重要,这种方式通常要损失牙槽端高度,一般不要轻易采用这种方式,哪怕是刀刃状牙槽嵴,只要保护好,其本身的骨再生能力强,于其上植骨较易成活,可在保证了原来高度的基础上加宽牙槽嵴;相反,要在已经损失了高度的基础上再植骨提高则明显增加了难度。

(4)骨劈开后的处理:扩张并同期植入种植体后如果近远中部位遗留的间隙小于 2 mm 的话可不做处理,大于 2 mm 则应在间隙中充填骨代用品,后者有利于新骨的生成并可防止可能出现的骨吸收。如果骨块劈开扩张时已经配合了垂直松弛骨切开,则需结合引导骨组织再生技术,避免翻起的骨块在术后吸收。

(5)关闭伤口:采用间断或褥式加间断缝合关闭伤口,如组织覆盖不足则需潜行剥离松解骨膜,使黏骨膜瓣在无张力状态下覆盖伤口,一期缝合。作了松弛处理并关闭伤口的操作后常有前庭沟变浅,二期手术时必须进行前庭沟成形术。

(6)术后护理:术后24~48 h内冷敷。口服抗生素7~10 d,使用漱口液。给予适当的镇痛药物。术后3 d、7 d、14 d观察伤口愈合情况。口内缝线10~14 d拆除。术后应软食,避免术区受到外力的干扰,尤其是唇(颊)侧应确保术后无干扰下愈合。

(7)二期手术:术后3~6个月拍摄X线片,观察骨劈开区骨创愈合情况。未同期植入种植体者,术后根据骨愈合情况可在术后3~6个月完成二期植入,如果同期植入了种植体,应根据牙槽峰在术前骨量不足的严重程度、术中创伤的大小及X线片观察的种植体骨结合情况确定二期修复时间。一般也是在术后3~6个月完成上部结构的制作和修复。

(8)手术要点:尽量植入较长的种植体,以保证种植体的初期稳定性。

手术中尽量不要破坏牙槽嵴原有的高度。在牙槽嵴骨增量手术中,增加宽度相对来说容易达到理想的效果,但增加高度就比较困难,所以手术中尽量不要破坏牙槽嵴原有的高度,以保证牙槽嵴高度修复的可预期性。

劈开的力度适中,尽量能够保证皮质骨板完整。由于骨劈开后,被劈开移位了的唇颊侧骨板血供已受到不同程度的破坏,破坏的程度越严重,则术后吸收就会越严重,配合GBR技术则可有效避免过度吸收。

三、外置法植骨技术

外置法植骨技术是指块状骨嵌贴于受区骨面,增加牙槽嵴骨量的手术方法。在众多骨增量技术中,外置法植骨技术是应用较多的骨增量手术,这种手术可有效地改善严重吸收牙槽突的高度和厚度,使原本不能种植或难以种植的患者拟种植区骨量达到满足牙种植的基本要求。该术式所需的块状骨可取自髂骨、颅顶骨等。但由于在身体其他部位取骨,难于为患者所接受,采用颌骨局部供骨则因其具有手术简单、可在门诊局麻下完成手术、植入后骨吸收较少等优点成为临床较常使用的手术方式。

(一)游离骨块移植后愈合的生理过程

外置法植骨是采用游离骨块移植,在手术设计及操作中我们应该了解游离骨块移植后愈合的生理过程。

游离骨块根据供骨区的不同,分为软骨成骨来源或膜性成骨来源,前者如髂骨、胫骨,后者如下颌骨、颅骨等。

游离骨块由于具备正常骨组织的物理架构,而且来自自身的组织,没有免疫原性,富含血管和细胞,所以目前的研究已经证实其具备直接成骨能力及骨诱导与骨传导能力。

游离植骨块的成骨能力与植骨块内成活的骨细胞密切相关,有研究报道通过微创手术、最短的离体时间以及最佳的保存方法处理的新鲜自体骨的成骨细胞和骨细胞能成活,并具备形成新骨的能力。而早期有生命的移植骨细胞形成的新骨通常对术后4~8周的骨痂形成是非常重要的。若植入时移植骨无活细胞成分,骨形成将会延迟。富含骨松质的植骨块内具有较多活性细胞成分,具有较强的成骨能力。

移植骨块成活的另外一个因素是稳定固定骨块。如骨块不能稳定,则可导致新生血管的破坏,进而导致组织细胞缺氧、局部纤维化甚至骨块坏死。随着骨块的再血管化,局部的成骨细胞被激活,在骨块表面沉积新生骨。移植骨块内的细胞和基质有骨诱导能力,诱导随着新生血管长入的成骨前驱细胞的转化及分化,同时植骨块表面对新分化的细胞有骨传导作用。虽然再血管化进程能保存移植骨块内细胞的活性,但很多细胞仍会在操作及愈合过程中死亡,植骨块表面的细胞及手术中暴露的细胞会发生坏死。因此在愈合期存在与成骨过程并存的清除坏死的组织的破骨过程。

骨块的吸收程度与植骨块的组织成分有关,如髂骨的移植骨块多为松质骨,移植后吸收较多且吸收的量难以预期。下颌骨外斜线处骨质多为骨皮质,移植后吸收少。

移植骨块的胚颌发育时期组织来源不同,细胞的信号传导机制不同,分化过程及骨组织生理过程也不相同,影响移植骨块的成活与改建。成骨过程有两种方式,即膜内成骨和软骨内成骨。膜内成骨是在间充质分化成的原始结缔组织膜内发生的。软骨内成骨是由间充质先分化成软骨,再把软骨逐渐吸收,形成骨组织。颅颌面骨来源于外胚叶间充质细胞,为膜内成骨方式,而躯干骨来源于中胚叶间充质细胞,为软骨内成骨。颅颌面骨与躯干骨完全不同的信号传导机制与基因调控机制使得二者的成骨过程完全不同,被认为是可能影响移植骨块成活与吸收改建的因素之一。

目前的研究认为移植骨块内的骨松质由于存在丰富的血管与细胞成分,有利于植骨块的血管化与新骨生长,而其外层的骨皮质较为致密且移植后较少吸收,比松质骨能更好地维持骨增量效果。因此,从生物学角度来说,如有可能,同时包含富含血管细胞成分的松质骨与致密的骨皮质共同组成的移植骨块是最佳的移植材料。而且相同胚颌来源的植骨块更易成活,吸收更少,更有利于骨结合的长期稳定。

(二)适应证

根据种植体的结构以及牙种植体植入骨内骨结合的基本理论及临床经验,提出种植区域牙槽嵴的高度应大于 10 mm,厚度应大于 5 mm,否则不适宜做种植。外置法植骨技术则适用于牙槽嵴萎缩、残余骨量达不到以上要求的种植前治疗,不但适用缺牙区域宽度不足的唇颊侧植骨,也适用于垂直高度不足时的植骨。

(三)术前检查

植骨手术前应进行必要的病史资料收集,如全身状况能否耐受手术,有无影响骨代谢的系统性疾病,用药史中有无静脉应用双膦酸盐等。检查包括口腔检查、影像学检查、血液检查等。临床检查应评估缺牙区骨的质和量,并据之判断需要移植的骨量,确定供骨区。术前还需对供区进行必要的检查,如局部炎症情况、解剖结构及骨质骨量的情况等。如考虑下颌颊板区取骨,则应检查颊板区的厚度及大小。影像学检查可以评估缺牙区三维方向骨缺损情况、邻牙的情况、重要解剖结构的部位及其与术区的关系。对供区还可了解供区解剖形态、可提供的骨量、重要的解剖结构及骨密度等。通常曲面断层片可以提示下颌神经管走行的方向和位置、颏孔的部位。头颅侧位片可以确定颏部的骨量及取骨区周围牙根的位置,在取骨时可根据其确定截骨线与牙根间的安全距离。颌骨 CBCT 则能提供颌骨内受区及供区的三维方向上的足够信息。其他部位取骨时,也要根据需要拍摄相应的 X 线片。

(四)手术操作

(1)局部麻醉下进行手术操作。

(2)切口:切口的设计与植入部位、种植体数量及缺牙数有关。一般是牙槽嵴顶切口,加上单侧松弛切口(角形切口)或双侧松弛切口(梯形切口)。松弛切口的位置应设计在离开移植骨块 2 mm 以上的部位,避免无自身血供的骨块影响切口的愈合并且增加渗漏及细菌污染的风险。

黏骨膜瓣的剥离及翻起过程中应注意保持其完整性,应尽量在骨膜下剥离翻起。在上颌前牙区,往上需剥离至梨状孔的下缘,露出部分鼻腔黏膜,在植骨后伤口关闭前作软组织松弛处理时应避开此黏膜以免切透后导致植骨区与鼻腔相通,增加感染的风险。但在剥离至前鼻棘时,其上的软组织不可完全剥离,以免导致术后患者鼻翼变宽或鼻尖中线偏移。

(3)取骨区选择:常用的供骨区为下颌升支及下颌颏板区、颏部及髂骨。外置法植骨技术的骨块多取自下颌颏部及下颌颏板区。一般来说,皮质骨含有较多的骨形成蛋白(BMP),但由于细胞成分少,较为致密,成活较为困难,且一旦成活后吸收较少;松质骨则富含细胞成分,疏松的结构有利于血管生长进入,较易成活,但容易吸收。下颌骨颏部既有较厚的皮质骨(3~6 mm 厚),又有较为丰富的松质骨,较易成活。下颌骨外斜线处则主要为皮质骨,一般在第一、第二磨牙颊侧处,皮质骨可有 3 mm 以上的厚度,越向后则皮质骨越厚,有时取下的骨块主要为皮质骨构成,这种骨块则较易形成死骨。手术切取骨块时,骨切开线在保证不损伤深部重要结构的前提下,尽量深入到骨髓内,这样在用骨凿取下骨块时,在骨皮质深面就会有足够厚度的松质骨附于其上。髂骨由于组织学来源与牙槽嵴不同,且主要为松质骨,虽然成活容易,但与口腔内供区相比,吸收更为明显。

虽然下颌骨局部供骨成活后骨吸收明显少于传统的肋骨或髂骨,但相对于骨代用品如 Bio-Oss 来说,吸收仍较为明显,因此,全部用自体骨移植者,二期手术时间不应超过 6 个月,尽可能早地植入种植体,使骨尽早接受生理性的刺激,防止吸收。

(4)植骨:移植骨块的稳定固定与植骨床密切贴合是保证移植骨块愈合的基本条件,因此外置法植骨应确保骨块与植骨床密切贴合。放置骨块前,应先做适当修整,使骨块能较好地与受区骨面吻合,可用骨剪、骨锯或骨钻等将取下的骨块进行适当的修整以使之与受区的解剖形态吻合。在修整时应保证骨块夹持稳定,避免掉落或被骨锯或骨钻挂飞。植骨块应固定牢靠并与骨面紧贴。修整合适后的骨块需制备固定螺丝进入的孔洞,此孔洞的直径应与固定螺丝的直径相同。孔洞制备后再以一圆钻将洞口处修一半圆形凹陷,以利固定螺丝的头部能进入此凹陷并与骨块外面平齐。可采用 2 mm×7 mm 或 2 mm×10 mm 规格的钛制螺钉,多数情况下固定一个螺钉即可,骨块较长者可固定两个螺钉。在放置骨块前应先在受区骨皮质上进行去皮质化处理,在皮质骨上钻数个孔洞,使骨髓腔的细胞及血浆成分能澄出,促进血供重建与愈合。然后将骨块的骨髓面与受区骨面相对,植入缺损区,用钛螺钉旋紧加压固定。虽然有学者认为骨块放置时皮质骨面与受区皮质骨面相对亦可成活,但最好将骨髓面与受区骨面贴合,这样有助于血管生长进入,血供重建。骨块固定后小心地将锐利的边缘修整圆钝。原则上骨块应距离邻近牙 1 mm 以上,因为软组织与邻牙相接处无法保证严密的封闭,可增加渗漏及细菌污染的风险。另外,移植骨块也应距离切口 2 mm 以上,以免渗漏及细菌污染并且避免无血供的骨块影响切口的愈合。块状骨植入后,其与受区骨面间的台阶及小的遗留缝隙可用碎骨屑或人工骨粉填平。另外,口腔内供骨时通常所取到的骨量较少,也应配合人工骨粉及引导骨再生技术才能获得理想的骨增量效果。

(5)关闭伤口:采用间断或间断垂直褥式外翻缝合法关闭伤口,应保证在无张力情况下关闭缝合创口。

四、取骨技术

在上颌骨牙槽端严重吸收患者牙种植前的骨增量技术中,自体骨移植被认为是预期效果最佳的选择。自体骨的供骨区可来自胫骨、髂骨、头颅骨、肋骨等多个部位,但由于在口腔以外部位取骨,较难为患者所接受。由口腔内选择供骨区的临床实践被多数牙种植的医生和患者接受,在口腔内选择供骨区,可减少手术和麻醉时间,避免了皮肤上的瘢痕。近年来在牙种植前骨增量的手术中,除少数特殊病例还有采用髂骨及胫骨作为供骨来源之外,大量的临床报道中种植前骨增量的手术供骨来源都是下颌骨颏部、升支及下颌骨颏板区获取的块状骨以及颗粒状骨。

（一）下颌骨正中联合部（颏部）

颏部是口内能提供较大骨量的区域。两颏孔间的平均距离为 5 cm。据研究，此区域取骨量可达到 5 ml。

下颌骨颏部位于面颌部前缘，手术时视野清晰，取骨入路容易，可提供相对丰富的松质骨及皮质骨来源，是术式相对简单的取骨区。颏部骨胚层来源与受区相同，在牙槽嵴骨增量技术中是常用的块状骨供骨区。

1. 植骨术前的临床检查

术前除进行前述植骨手术前应进行的必要检查外，需对颏区进行必要的检查，如局部口腔卫生，有无牙周或牙根的病变，局部解剖结构及骨质、骨量的情况等。通过曲面断层片检查颏孔的部位，了解下颌神经越过颏孔先向前然后再向后穿出颏孔的走行路径。通过头颅侧位片了解颏部的解剖结构，取骨区周围牙根的位置，确定截骨线与牙根间的安全距离；还可测定下颌骨前牙区的前后径以确定可取骨量。利用根尖片能更精确地测量牙根长度，必要时可加颞颌骨 CBCT 以更好地设计截骨线位置和截骨深度及了解可供骨量。

由于存在个体差异，术前应对患者的骨缺损类型、性质有充分了解，对颏部的解剖情况也应心中有数。此处的唇侧皮质骨平均厚度 1.3～2.5 mm，其厚度向靠近下颌下缘方向逐渐增厚。松质骨的厚度 3.3～6.8 mm，接近牙根的地方最薄。通常可以通过头颅侧位片及 CT 扫描影像来评估。CT 扫描以及曲面体层片能够评估该区的可供骨量。头影测量片可测定下颌骨前牙区的前后径。根尖片能更精确地测量牙根长度。

2. 麻醉

用含 1∶100 000 肾上腺素的 2% 利多卡因施行双侧颏孔或下齿槽神经孔阻滞麻醉和前庭沟局部浸润麻醉。在下颌骨的基底部，当需要显露下颌下缘时，有时还需要颏外的局部麻醉阻滞来自颈神经的感觉支配。

3. 切口

切口的设计可有三种方式，即沿龈沟横向切口加两侧松弛切口（以下简称龈沟切口）、膜龈联合下方前庭区的横向切口（以下简称前庭区切口）及附着龈横向切口加两侧松弛切口（以下简称附着龈切口）。

（1）龈沟切口：龈沟切口就是沿一侧下颌尖牙至对侧尖牙，用 11 号尖刀片与牙长轴平行的方向,从牙龈沟底部切开牙颈部的软组织附着直达牙槽嵴顶部,并于双侧尖牙的中点或远中部位做两个垂直于此横行切口的松弛切口,然后从骨膜下翻起颏部唇侧的软组织附着,显露颏部取骨区。这种切口设计的优点是:颈部取骨区的显露主要是从骨膜下翻起,可避免切断颏部的肌肉组织,可减少术后肌肉渗血导致的术后瘀血及水肿;取骨后伤口关闭时由于组织瓣的上端是附着龈,较为坚韧,利用牙齿作为悬挂,将其通过悬吊式缝合复位,术后不易出现伤口裂开。缺点是:可能导致术后牙龈退缩,如原有牙龈退缩的牙周病患者,临床更需避免这一不良反应。

(2)前庭区切口:前庭区切口是将切口设计在膜龈联合下方前庭区的横向切口,操作时助手用拇指和示指将下唇牵向前方,于下颌移行皱襞下3~4 mm处做平行于移行皱襞的切口,从尖牙至对侧尖牙之间,切开黏膜及颏肌至骨膜下。由于颏孔一般位于下颌第一前磨牙与第二前磨牙之间,限制切口不超过尖牙区则可避免伤及颏神经及其分支。于骨膜下分离,向下翻起黏骨膜瓣,显露颏部骨面后按常规方式取骨。由于前庭沟切口可以牵拉组织瓣,通过有限的切口也很容易到达颏部,但由于通常要切断颏肌,肌肉的损伤会造成更多的软组织出血,还有可能形成口内瘢痕。

(3)附着龈切口:附着龈切口是于附着龈上做平行于前牙殆平面的横向切口,并于双侧尖牙远中处做垂直于附着龈切口的松弛切口。注意切口尽量平分附着龈,于骨膜下分离并将黏骨膜瓣向下翻。由于附着龈在下前牙区相当菲薄,翻起黏骨膜瓣时从牙槽嵴上剥离附着龈时要小心,勿将其撕裂,以免增加缝合关闭伤口的难度。一旦附着龈剥离后,下一步从骨膜下翻起黏骨膜瓣就比较容易了。向下翻起黏骨膜瓣,充分显露颏部骨面后,进行下一步的取骨操作。

4.取骨

暴露颏部后,设计取骨的切口。下牙槽神经从颏孔穿出之前,会先向前行约3 mm然后再转向后上,因此取骨时两侧的垂直截骨线应位于颏孔前5 mm以上。另外,为了避免损伤下前牙,取骨时上缘的截骨线应至少距离下颌尖牙牙根尖5 mm。下牙槽神经从颏孔穿出后,走行于骨膜上软组织内,由内面外分布于下颌前牙及前磨牙颏侧的软组织、下唇及颏部并支配这些区域的感觉,在下颌尖牙及前磨牙部位较靠近口腔侧,因此在此区域的手术应注意避免伤及这些分支甚至主干。

下截骨线首先应不破坏下颌下缘的完整性。舌侧骨板在手术时应避免穿过,以免导致口底出血。为了保持颏部的外形,通常截骨线为两个长方形,保留颏隆突中线处的骨唇侧骨板,以维持颏部外形凸度,但这样会使取骨量减少,所以在需要取骨量较多时,做一完整的越过颏隆突的长方形截骨,取骨后再通过填塞骨代用品来恢复其外形。唇侧皮质较厚,可以使用裂钻或者来复锯将骨切开。切透皮质骨达松质骨后,用单面凿沿着骨切开线轻轻敲击,将骨块从基底部折断撬起。也可将块状骨分割成矩形骨块,分段获取。分成两个骨块后更容易获取,因下颌骨颏部内侧的松质骨通常较致密,骨凿如未进入骨块的舌侧面的话,较难分离骨块,先取出一块后,骨凿即可以较易从第二块骨块的舌侧进入撬起。为了取到较多的松质骨,在做长方形截骨线时,其深度最好能达到舌侧骨板的髓腔侧,这样就能在撬起骨板的时候带出较多的松质骨。虽然可以在移除块状骨后使用刮匙等工具获取一些松质骨,但是能挖出的量十分有限。较少或者颗粒状的骨移植时,可使用环形钻、骨收集器、骨挖器来获取。供区的伤口缝合可在骨块植入受区后再进行,这可以缩短取骨与植骨之间的时间,有利于保存移植骨块的活性。

5. 取骨区骨创的处理

有颏隆突处保留了一个条形唇侧骨板的患者,通常在移除块状骨后,可以将止血材料如胶原或吸收性明胶海绵置于松质骨表面即可,骨创一般能自行修复。当获取较大的骨块时,供区应使用骨替代材料如羟基磷灰石,来维持颏部唇侧的外形,以免在愈合期软组织塌陷进入骨腔,导致新骨无法进入骨缺损区。

6. 关闭伤口

前庭沟切口方式者,应分离前庭沟切口上方的黏膜,以减少水肿和下唇运动所产生的张力。保证在无张力情况下,用间断或褥式加间断缝合关闭前庭沟切口。深层组织使用可吸收线缝合,表层黏膜可使用可吸收或普通缝线缝合。龈沟切口及附着龈切口则采用悬吊式缝合方式关闭伤口。

7. 术后护理

(1)术后使用压力绷带包扎颏部,以减少水肿、血肿形成及切口裂开。

(2)术后口服抗生素 7~10 d。

(3)给予适当的镇痛药物。颏部取骨的术后疼痛比较明显。术后可应用长效局麻药,如丁哌卡因行下颌神经阻滞麻醉,可以延迟疼痛的发生。

（4）口内缝线术后 4 d 拆除。

（5）术后应软食,避免术区受到外力的干扰。

颏部供骨的手术方式以往采用前庭区切口,但前庭区切口由于切口部位组织较脆弱,在咀嚼等功能性活动时创口有一定的张力,术后较易裂开;由于切口处常需切开颏肌,术后水肿及瘀血较为明显;另外,术后易形成较明显的瘢痕。

有学者于颏部取骨时,采用分层切开的方式,使黏膜切口与黏膜下切口错开,缝合时先将骨膜及肌层缝合,然后再缝合黏膜层,有学者认为,这样可保证黏膜在无张力的情况下愈合;也有学者于颏部手术时,采用从下唇黏膜面切口进入的方式,但这些都增加了手术的难度,并且也不能减少术后的水肿、瘀血及瘢痕。

附着龈切口术式,缝合时较易通过悬吊式缝合方式关闭伤口,由于翻起的黏骨膜瓣上端有宽度 1 mm 以上的附着龈,有一定的韧性,不易撕裂,加上缝合时缝线在活动瓣上的走行类似于褥式缝合,不易撕裂组织;在切口的上方则悬吊于牙齿上,不会影响软组织。但需要强调的一点是,本术式中,伤口的缝合是决定术后有无伤口裂开的最重要一环,最好是采用悬吊式缝合法关闭伤口,如果采用常规的软组织上的缝合方法,由于切口上端的软组织少而薄,极易撕裂,即便是采用褥式缝合也很难避免伤口裂开。悬吊式缝合法附着龈上的瘢痕基本不可见;两个松弛切口处也无明显的瘢痕,这可能是该切口处与前庭沟处黏膜完全无张力的部位有关。

（二）下颌骨升支及颏板区

下颌骨升支及颏板区作为供骨来源,是目前种植前骨增量中选择较多的取骨部位,是一个理想的供区,它具有创伤小、术后并发症少、不影响患者的外形及功能等优点。另外,下颌骨为膜性成骨,与受区骨的胚胎来源一致。这个取骨区在许多相关文献中被称为下颌升支取骨区或下颌升支及外斜线取骨区,但实际的取骨范围是在下颌升支喙突下方、升支前 1/3 的部位以及下颌骨颏板区部位。外斜线在解剖学上指的是从颏结节向后上与下颌支前缘相连的骨嵴,显然与实际的取骨部位不符。颏板区指的是颊侧从牙槽嵴到外斜线的部位,主要结构是下颌体颊侧骨皮质。颏板区以第一磨牙颊侧中线为界,从该牙的远中根开始向下颌升支方向,逐渐向颊侧隆起,在牙根与外斜线间形成一个平台,越向后越宽,整个颊侧骨板与牙根的距离越大;颊板区向前牙区方向骨板与牙根关系密切,硬骨板与牙根间几乎没有松质骨,所以下颌骨颊板区的取骨部位通常是在颊板区偏后方,以第一磨牙颊侧中线为界,向后至下颌升支前缘。

下颌骨升支及颊板区的取骨范围:体积在 30 mm×10 mm ×4 mm 左右,取出的骨块大致呈长方形。单边的骨块可用于 1~3 个牙范围的牙槽嵴骨增量。必要时,可在两侧下颌骨升支及颊板区部位采取。

1. 取骨术前的临床检查

术前除前述植骨手术前应进行必要的检查外,还需通过曲面断层片检查颏孔的部位,了解下牙槽神经的走行路径,了解有无阻生牙等。使用CBCT 扫描可分析和评估骨性解剖标志,如下颌升支、外斜线、下颌神经管等。下颌升支的平均前后径为 30 mm,下颌小舌常位于后三分之一。

2. 手术方法

(1)麻醉:用含 1∶100 000 肾上腺素的 2%利多卡因施行双侧颏孔或下齿槽神经孔阻滞麻醉和下颌后牙区颊侧前庭沟局部浸润麻醉。当显露升支的外侧面较为深入,涉及咬肌及下颌角部位时还需要于局部添加麻醉,以阻断颈丛的神经支配。

(2)切口:下颌升支及颊板区骨块手术切口的设计可有三种方式,若取骨区无牙,则可采用沿牙槽嵴正中切口线;若取骨区牙列完整,则可考虑使用牙龈沟切口线再加垂直松弛切口线;前庭沟切口线的方式则不论是否有牙均可适用。

前庭沟切口线位于下颌骨外斜线偏外侧,向上不要高于咬合平面10 mm,也就是不要超过颊脂垫尖的位置,以免切开后导致颊脂垫脱出干扰术野,也可避免伤及颊动脉而增加出血量。切口线向前延伸至下颌第一磨牙的颊侧。

在咬合平面处,颊动脉越过下颌升支向前外侧延伸至磨牙后垫,如果受损可致明显的出血,可用止血钳于切口的舌侧面钳夹止血。切口向前延伸至下颌第一磨牙的颊侧。从下颌体翻起黏骨膜瓣,显露升支的外侧面。通常在翻起黏骨膜瓣时可先见到颊肌的附丽,将骨膜分离器置于颊肌附丽的内侧,在骨面上沿下颌升支的方向上下滑动将黏骨膜瓣翻起,翻起黏骨膜瓣后骨膜剥离器可沿下颌升支的表面向深部分离,如有需要的话,最深可至约

15 mm 处。向前下剥离至第一磨牙近中处。

（3）取骨：取骨区包含下颌升支与下颌体部的颊板区部位，暴露下颌升支及下颌体后分外侧骨面，设计取骨的切口。取骨块的大小由受区所需的骨量决定。如果单纯切取颊板区骨块的话，骨块呈长方形，有上、下、前、后四条截骨线。上截骨线从下颌第一磨牙远中根的颊侧开始，向后达下颌升支与下颌体交界稍后，前截骨线通常设计在下颌第一磨牙远中根的颊侧，后截骨线设计在下颌升支与下颌体交界稍后，下截骨线与上截骨线平行，与前后截骨线相连。截骨刀的方向除上截骨线与牙长轴平行外，其余截骨线皆与牙长轴垂直。

操作时根据下颌骨颊板区的宽度，可用直手机，采用小圆钻，在升支与外斜线部位钻孔确定上截骨线的位置，此截骨线在磨牙的颊侧至少应保留 2 mm。骨钻垂直于骨板平面，与牙长轴平行的方向先钻孔定位，然后用一裂钻或骨锯将此钻孔连接成线。钻骨或锯骨的深度以穿过骨皮质，有落空感或见到来自松质骨内的出血即可。前截骨线通常设计在下颌第一磨牙远中根的颊侧，垂直于水平截骨线，从上而下 10~12 mm。后截骨线的设计则根据是否要截取下颌升支骨块而定，一般设计在下颌升支与下颌体交界稍后，也是垂直于水平截骨线向下与前截骨线相同的长度切开骨皮质。垂直切口在接近下牙槽神经投影表面时，切入的深度限定在 3~4 mm，应逐渐加深，在穿过骨皮质后见到来自松质骨内的出血时不能再深入，以免伤及下牙槽神经。下截骨线与上截骨线平行，与前后截骨线相连，与颊侧骨板及牙长轴垂直的方向截断骨皮质，可采用摇摆锯、超声骨刀或较大的球钻来完成。由于下截骨线位置深在，视野不清，操作较为困难，而且此截骨线可能位于神经管的表面，所以不宜过深，以刚穿透骨皮质即可。如果取骨区需包含下颌升支骨块的话，上截骨线在向后达下颌升支与下颌体交界后，需继续向上，沿下颌升支前缘，在升支的内侧至少应保留 3 mm 做截骨操作，上可达喙突下。此时后截骨线则是从喙突下，平行于𬌗平面，由前向后切开骨皮质，颊板区的下截骨线则在越过下颌体与升支交界后，弧形向上与后截骨线相连，这样取下的骨块将是略带弧度的长条形。

完成各截骨线切口操作后，先用一薄的骨凿通过敲击锲入骨内，此时注意骨面的方向应与下颌升支的外侧平面平行以免误伤下牙槽神经。然后再换用一较厚的骨凿通过敲击锲入骨内，进一步将骨块向颊侧撬动掀起。

由于下颌升支前缘处的骨板较薄,骨量不大,且主要是皮质骨,所以临床上更多采取下颌骨颏板区的骨块。后者骨量较大,含丰富的松质骨及较厚的皮质骨,形态及大小上更适用于牙槽嵴增量。

(4)取骨区骨创的处理:取骨后要将形成的锐利边缘修整圆钝,如有明显的出血可用骨蜡填塞止血。如果移除块状骨后出血不明显,可用吸收性明胶海绵填塞于松质骨表面,骨创一般皆能自然修复,目前还未出现过有修复不佳所致外形或功能上并发症的报道。

(5)关闭伤口:采用间断或褥式加间断缝合关闭前庭沟切口,一般此处的软组织较为松弛,通常不用做任何减张的处理就可在无张力情况下关闭伤口。

(三)髂骨

髂骨是临床上研究最多,移植效果较好的自体骨供体之一,其特点为:①供骨区骨量大,可满足大部分牙种植骨增量手术的需要;②髂骨既有较为厚实的骨皮质,在颌骨受区能较为方便地修整成较合适的长度、宽度及曲度;③具有丰富的松质骨及含有大量骨细胞和血管的骨髓,再血管化进程较快,植入后能较快成活;④骨块或骨屑的采取操作较为容易和安全。

1. 髂骨供骨区的应用解剖

(1)骨骼:髂骨取骨的时候不要太靠近髂前上棘,因为髂前上棘与髂前下棘之间有一个凹陷,如果截骨区太靠近髂前上棘,会增加髂骨前翼折断的风险。由于该区域有许多控制大腿屈曲及外展的肌肉附着,若发生断裂,则会明显影响患者术后的活动并延长恢复期。

(2)血管:髂骨前段主要的血供来自能髂动脉、能髂深动脉及旋髂浅动脉。

(3)肌肉:髂前上棘上有几条重要的肌肉附着、腹外斜肌、阔筋膜张肌的肌腱在髂前上棘处汇合,在取骨时,切开皮肤及皮下组织后,可见一白色发亮的筋膜,就是这两条肌肉融合在一起的肌腱。阔筋膜张肌由髂前上棘的外侧向下,经膝关节外侧,附着于 Gerdy 结节,主要功能是使大腿屈曲、外展及向内旋转。缝匠肌由髂前上棘斜向内下方,经膝关节内侧,止于胫骨上端粗隆内侧面,主要功能是使髋关节屈曲及外旋,并使膝关节屈曲和内旋。直接附着于髂骨外侧面的肌肉有臀大肌、臀中肌及臀小肌。其中臀中肌及臀小肌较靠近髂前上棘,这两条肌肉皆附着于股骨大转子,主要功能是使大腿外展,在行走时则可单脚稳定身体。髂骨内侧面的肌肉有髂肌、腰大肌。这两条肌肉的主要功能是使大腿屈曲,使下肢能跨步向前。

（4）神经:此区域可涉及的神经有髂腹下神经、肋下神经、股外侧皮神经,都是感觉神经。股外侧皮神经来自腰椎第二及第三节,向下穿过腹股沟韧带下方,支配大腿外侧皮肤的感觉。据统计,有 2%～3% 的股外侧皮神经走行较为表浅,越过腹股沟韧带上方,与肋下神经并行,很靠近髂前上棘。髂腹下神经来自腰椎第一及第二节,从腰大肌侧方穿出,向下走在腰方肌上方,越过髂前上棘,支配臀部侧方的感觉,肋下神经来自胸椎第 12 节,支配鼠蹊部的感觉。

2. 手术操作

（1）麻醉:在全身麻醉下手术。

（2）切口:术前按术区要求常规备皮,手术体位为仰卧位,为了便于操作可用沙袋将术侧臀部垫高以使髂嵴突出。

消毒铺盖后,摸到髂嵴,按照取骨范围在皮肤画出标记,先由助手将髂嵴内侧皮肤向中线方向推压,使髂嵴表面皮肤移向嵴的内侧,然后平行于髂嵴切开皮肤和皮下组织。这样做切口的目的是,完成手术后,创口滑向髂嵴外侧,可避免切口正对髂嵴而承受过大的张力,亦可避免愈合后的切口受到摩擦和压力。切口线前端起于髂前上棘后方 1.0～1.5 cm 处,避免损伤肋下神经,以及股外侧皮神经。切口向后的长度根据需要采取的骨量而定。切开皮肤、皮下组织及覆盖在髂嵴上的肌层及骨膜。翻开显露髂嵴及腹侧皮质骨,应小心地保持在骨膜下剥离,以免伤及旋髂深动静脉。可根据需要采取的骨量决定剥离的范围,一般是向内翻开骨膜至髂嵴下达切口下 4 cm,外侧翻开至髂嵴边缘。充分显露后,先根据需要采取的骨块大小用裂钻定位,确定截骨范围,小心保护好周围的软组织后,使用横切长锯以及骨凿进行取骨。从髂骨内侧皮质切取带松质骨皮质骨块时,最少应距离髂前嵴 1 cm 处的顶部开始行截骨术。截骨切口为沿颏部的长轴做纵向切口,在此骨切开处做前后两个垂直切口,两个切口皆在骨膜下向下切开骨皮质。只取单层皮质骨时,可沿着髂嵴长轴切开,保留对侧的皮质骨;用骨锯截骨,也可应用一尖利的 2 cm 宽骨凿做截骨操作,应用骨凿撬动使之向侧面撬起,取下带松质骨的皮质骨块,接着可用骨钳等继续取出松质骨,取骨过程均应保持外侧骨皮质完整。将取出之骨髓置于充满盐水的玻璃器内,取料足够后,充分冲洗,填塞止血或使用血小板凝胶以减少骨内出血,必要时可用骨蜡止血。由于颏骨维持骨盆上部的外廓,其内侧面较光滑,骨膜与肌附丽易于分离,通常仅切取髂嵴内侧及其连续的颏骨内侧骨板,以保持骨盆的外形,不采取外侧骨皮质则可不用剥离髂嵴外侧的肌肉,使阔筋膜张肌、臀中肌及臀小肌的附着保持完整,可减少术后行走时的疼痛感、步态不稳等现象并缩短恢复期。

当需要更厚的骨块来进行骨增量手术时,可以切取髂嵴全层获取皮质骨块,沿着髂端的外侧皮质翻起臀肌附着。这种移植骨块通常是用于严重萎缩的颌骨重建。这时应从距离髂前嵴更远的地方切取。否则,剩余髂前嵴段的骨容易发生骨折。取骨后使用骨锉将髂骨皮质骨边缘打磨光滑。术后,可以在取骨位点的松质骨表面放置止血材料,如吸收性明胶海绵。

取骨后如果是切取了全层髂骨块者,可采用移植材料植入以利供区骨修复解剖外形至切除前水平;但如果仅是截取单层骨皮质的话,可直接缝合,骨创常可自行修复。冲洗后分层缝合,注意阔筋膜层及其他层的缝合,保证能解剖复位,皮下组织和皮肤分层缝合。缝合结束前在骨膜下放置一小的橡皮引流条,在切口下缘以下约 2 cm 穿出,用缝线缝于皮肤上。

第六章　口腔牙体缺损的医学修复技术

第一节　铸造全冠和烤瓷熔附金属全冠修复技术

一、铸造全冠修复技术

(一)铸造全冠修复的适应证

第一,后牙牙体严重缺损,固位性、抗力性较差。

第二,后牙低且力过大、邻接不良、牙冠短小。

第三,后牙牙冠冠折或半切术后需要恢复正常的解剖外形,咬合、邻接关系。

第四,患龋率较高或牙本质过敏严重伴牙体缺损。

第五,银汞充填术后与对颌牙、邻牙、局部可摘义齿金属卡环基托存在异种金属微电流刺激引起不适症状。

第六,邻牙缺失,需要用固定义齿方式修复缺失牙。

第七,牙周病矫形治疗的固定夹板。

(二)铸造全冠修复的诊断要点

牙体硬组织外形、缺损范围的大小及邻接及咬合关系为诊断的重要依据,X 线片检查显示已行完善根管治疗术后或牙髓健康。

(三)铸造全冠修复的治疗原则

①全冠面金属的厚度在非功能尖最小为 1.0 mm、在功能尖最小为 1.5 mm;②全冠各相应轴壁应相互平行,或向聚合度为 2°～5°;③全冠边缘的最佳选择为宽 0.5 mm 的无角肩台。

二、烤瓷熔附金属全冠修复技术

(一)烤瓷熔附金属全冠修复的适应证

①牙体缺损较大,一般充填材料不能获得良好固位;②前牙或后牙对美观要求较高,需做全冠修复;③前牙的氟斑牙、变色牙、四环素牙、锥形牙、釉质发育不全等不能用其他方法修复;④前牙错位、扭转而不宜或不能做正畸治疗,但需要改善牙冠的形态及牙齿的排列;⑤根管治疗后经桩核修复的残根、残冠的修复;⑥牙周病矫形治疗时需要进行牙周固定夹板;⑦牙体缺损至龈下,一般充填材料不能有良好的边缘密合性。

(二)烤瓷熔附金属全冠修复的诊断要点

牙体硬组织变色,外形及缺损范围的大小为诊断的重要依据,X 线片检查显示为完善根管治疗术后或牙髓健康。

(三)烤瓷熔附金属全冠修复的治疗原则

第一,按照金属内冠的要求:①恢复牙冠正确的解剖形态;②有足够的厚度以满足强度需求,承托瓷部位的金属内冠厚度,镍铬合金者至少为0.3 mm;金合金等贵合金者,厚度还要适当增加;③为瓷面提供足够的空间,唇颊面至少为 1.0 mm,切端为 1.5~2.0 mm;④金属内冠表面形态光滑、圆钝,避免深凹及锐角;⑤瓷金结合线应尽可能远离咬合接触区,瓷金结合面呈直角式连接,内线角圆钝;⑥无任何铸造缺陷。

第二,不透明层的要求。不透明层应均匀地覆盖在金属内冠的表面。其厚度因选用金属的不同及使用不同的商品瓷粉可略有差异。通常为0.2~0.3 mm 厚的不透明层即可较好地遮盖金属内冠的颜色,同时构成金瓷冠的基础色调。

第三,体瓷的要求:①体瓷的厚度一般在唇面>1 mm,切端>1.5 mm;②瓷的厚度要均匀,厚度<2 mm,过厚的瓷层在烧结时易产生内部气泡,影响瓷层的强度和美观;③精确地比色,选择最适合的瓷粉;④牙本质瓷、釉质瓷和透明瓷的厚度与分布,应根据所修复牙齿的具体情况进行设计;⑤瓷面表

面抛光方法的选择要根据所修复牙齿表面质地的具体情况设计。

第二节 桩冠、核桩冠修复技术

一、桩冠修复技术

(一)桩的材料选择

为了使桩能充分发挥功能,用于制作桩的材料应具有适当的弹性模量、屈服强度与良好的抗腐蚀、抗疲劳性能。这些物理特性对于牙体组织的保存和抗折裂非常重要,即桩的直径应最小,但应足以抵抗功能应力。尽管桩的尺寸与桩的刚度及桩对咬合力的抵抗能力有关,然而根管的形态限制了桩的尺寸,因此,在选择桩材料时,其弹性模量是一个重要的力学参数。过高的弹性模量,是造成桩修复牙受到过大咬合力而致折断的主要原因。使用高弹性模量材料制作桩改变了天然牙固有的应力分布模式,将牙体受力后的高应力区,由牙根的外表面扩展至桩与牙本质交界处,同时降低了牙本质应力峰值。而用与牙本质弹性模量相似的材料,其应力分布模式无明显改变,应力峰值降低不明显。为了防止桩-牙本质界面应力的显著上升而致根折,应选用与牙本质弹性模量接近的桩核修复材料。

金属桩通常由铸造或锻制加工而成,不同的加工方法,桩的性能不同。当前,铸造桩多采用镍铬合金(Ni-Cr)或金合金铸造,这些合金较为坚硬,具有较高的屈服强度和抗拉强度。

传统陶瓷材料的断裂强度和断裂韧性相对较低,这是限制其应用于陶瓷桩核的主要原因。在牙体制备保留 2.0 mm 高的牙本质箍时,陶瓷桩核的强度可以基本满足临床要求而不致发生桩核的折裂。氧化锆增韧陶瓷较氧化铝陶瓷有更高的断裂强度和断裂韧性。破坏性力学试验证明,在静压力作用下,氧化锆瓷桩的最大抗折强度不低于金属桩。但陶瓷材料较高的弹性模量使其在桩核受力时不利于应力的均匀分布,易导致破坏性牙根折;而且,由于材料硬度大,桩折裂后不易从根管内去除。

(二)铸造金属舌面板桩冠和铸造基底桩冠修复

1.铸造金属舌面板桩冠修复技术

铸造金属舌面板桩冠常用于修复咬合紧、深覆𬌗、前牙牙冠唇舌径小的患牙,以前多用锆造法制作,现已基本不用。

(1)铸造金属舌面板桩冠桩熔模的制作。先在代型根管内壁和根面上涂分离剂,以保证桩熔模能顺利取下。烤软嵌体蜡,塑制成与根管粗细、长短相似的锥形蜡条,趁软时插入根管内,加压使之充满根管。自根管口中央沿牙根长轴方向用直探针烫软,将有螺纹的成品塑料桩插入(或用有刻纹的大头针加热插入),塑料桩应插至制备根管的末端,并在根管口处加蜡。取出熔模,检查桩的长度及完整性,若长度合乎要求,表面完整,再放回根管内,加蜡制作基底熔模。基底熔模在根面的唇侧应距龈缘 1~2 mm,为唇面预留树脂牙面的位置。舌侧应当全部将根面覆盖而止于龈缘处。

(2)铸造金属舌面板桩冠舌面板熔模的制作。当桩熔模完成后,在根管口和根面的舌侧部分加蜡。嘱患者咬合,去除多余蜡,塑制成舌面板熔模,厚度为 0.35~0.50 mm。也可取一片铸造薄蜡片在酒精灯上烤软,选一个同名牙,并在舌侧压塑成舌面板熔模,调整位置及咬合,然后与根内段熔模烫在一起。在距根面约 2 mm 处做固位装置,其位置以不妨碍咬合和美观为原则,然后取出熔模,固定在坩埚成形器上包埋、铸造。

(3)铸造金属舌面板桩冠插入式金属舌面板熔模的制作。插入式金属舌面板的唇面为有沟的塑料牙面或瓷牙面,舌侧有树脂的金属舌面板,牙面由切方向龈方插入内就位,根面及颈缘相嵌合,使牙面与金属舌面板固定在一起,并可沿反方向取下牙面。

制作时,需要在根管内制作桩熔模,再选一大小、形态、颜色适宜的插入式塑料牙面或瓷牙面,在牙面的舌侧涂分离剂,以烤软的嵌体蜡放在牙面的舌面上压紧,用热探针放在牙面的沟内,使蜡变软,再加压,将沟的形态制取清晰。修整外形,去除多余蜡,即得金属舌面板熔模。然后将具有峰的金属舌面板熔模与桩熔模加蜡固定在一起。调整咬合,修整舌面外形和唇面龈缘,先取出牙面,然后取出熔模,包埋、铸造。

(4)铸造金属舌面板桩冠冠部的制作。冠部的制作可采用自凝塑料、热凝塑料或光固化复合树脂制作。其中采用自凝塑料、光固化复合树脂制作者均在临床患者口内完成。采用热凝塑料制作冠部者则需在技工室完成。

磨改成品硬质树脂牙面,将桩插入根管内,在根面上涂分离剂,然后将烤软的嵌体蜡压在露出根面的桩上及成品树脂牙面的舌侧,并根据咬合关系修整舌侧外形,完成牙冠熔模,将冠、桩一并从代型中取出,装盒、填胶、完成。对插入式金属背桩冠,直接将牙面插入金属背上即可。

2. 铸造金属基底桩冠修复技术

铸造基底桩冠是将根内段的桩及冠部的金属基底一次性完成熔模、包埋、铸造。铸件完成后,直接在金属基底上烤瓷,完成修复体的制作。

(1)桩熔模的制作。同铸造金属舌面板桩冠桩熔模的制作技术相同。

(2)金属基底熔模的制作。桩熔模制作完成后,将根面蜡熔融,加蜡制作根管外核的熔模。首先将堆塑冠部的完整形态,回切唇面,留出瓷层空间安插铸道;其次取出熔模,固定在坩埚成形器上,包埋、铸造。

(3)烤瓷与完成。铸件在模型上试戴,调整咬合,修改外形,然后按常规完成瓷层的熔附、上釉,抛光暴露的金属部分。

(三)桩冠修复中可能出现的问题及处理

桩主要采用铸造的方法制作,桩冠在制作过程中可能出现的问题多为熔模制作问题和铸造缺陷,其产生原因与处理方法与合金嵌体、金属冠制作过程中可能出现的问题及处理相同。

桩核适合性差是桩核制作过程常见的问题,其主要原因是制作熔模时分离剂过厚或堆积致使熔模与模型不贴合,从而引起铸件的适合性差;或在包埋时,包埋材料粉液比不合适,导致热膨胀不够,从而引起铸件冷却收缩。处理方法为模型分离剂涂好后,用气枪吹散,使之均匀,不能堆积。包埋时按照说明书调拌包埋料。

二、核桩冠修复技术

核桩冠是先在制备牙上完成桩冠的桩与核,黏结在患牙上后,再完成全冠部分的制作。其优点是冠修复体的选择灵活、密合度高,如冠需要重新制作也比较容易;在异位牙改向或作为固定桥固位体时容易取得共同就位道。

当前,传统桩冠,如铸造金属舌面板桩冠、铸造金属基底桩冠等在临床的应用逐渐减少,核桩冠逐渐成为桩冠修复的一个主要形式。核桩冠的制作中,除桩核的制作外,全冠的制作方法与常规全冠的制作方法相同。

(一)核的材料选择

核主要用于支持冠,为了确保冠修复的持久稳定,核与桩之间的稳固结合非常重要。核材料的选择关系到修复体的生存率。核材料的选择与其能否有效地传导功能应力有关,所以,在选择核材料时应考虑以下特性:压缩强度、抗拉强度、屈服强度、硬度、稳定性能和弹性模量。

陶瓷材料与复合树脂均可作为陶瓷桩的核材料。而全瓷桩核修复牙与铸造桩核修复牙的断裂强度显著高于氧化锆桩/树脂核修复牙的断裂强度,因此不主张用氧化锆桩/树脂核的修复方式。

在陶瓷桩修复中,桩与核的分离或桩与核连接处的断裂是修复失败的常见形式。全瓷桩核与陶瓷桩树脂核相比,其抗折强度更高。全瓷桩核中桩与核之间采用黏结连接,较直接热压铸连接的更好,桩核连接处的断裂强度更高。

在修复牙承受载荷时,随着核材料机械性能的提高,牙根冠部的应力增高。核的角度是值得注意的问题。三维有限元研究发现牙根内应力与载荷—牙长轴形成的交角大小呈正相关。当咬合接触区接近切端或上前牙长轴前倾使与咬合力所成角度过大时,都会引起根颈部应力集中,增加牙体组织折裂的危险。因此,对于核的角度,有研究建议上前牙的桩核角度不超过20°。

(二)核桩冠铸造金属桩核的制作

1. 桩熔模的制作

同铸造金属舌面板桩冠桩熔模的制作,即先在代型根管内壁和根面上涂分离剂,以保证桩熔模能顺利取下。烤软嵌体蜡,塑制成与根管粗细、长短相似的锥形蜡条,趁软时插入根管内,加压使之充满根管。自根管口中央沿牙根长轴方向用直探针烫软,将有螺纹的成品塑料桩插入(或用有刻纹的大头针加热插入),塑料桩应插至制备根管的末端,并在根管口处加蜡。取出熔模,检查桩的长度及完整性,若长度合乎要求,表面完整,再放回根管内,加蜡制作基底熔模。基底熔模在根面的唇侧应距龈缘 1~2 mm,为唇面预留树脂牙面的位置。舌侧应当全部将根面覆盖而止于龈缘处。

2. 核熔模的制作

桩熔模制作完成后,取出桩熔模,检查桩的长度及完整性,无误后再放回根管。将根面蜡熔融,加蜡雕出合适核的外形,使核的熔模与牙体上部剩余组织共同组成一个全冠制备体。最后用热蜡刀熔化边缘部位的蜡以确保密贴。常规安插铸道,然后取出熔模,固定在地埌成形器上,包埋、铸造。

3. 铸件打磨

铸造完成后,喷砂去除包埋材料,分割铸件,检查有无铸造缺陷,然后打磨。打磨时用工作模型随时测试就位障碍并予以消除。确认修复体已经完全就位后,检验并调整咬合关系,桩核与对颌牙的咬合关系应留出下一步制作全冠修复体时所需的空间。

(三)核桩冠分段式铸造多桩桩核的制作

多桩桩核有两个或两个以上的桩,一般多用于后牙。磨牙牙根多数是不平行的,制作整体铸造桩核有一定的难度,可分别制备各根管达一定深度,先制作一个根桩和部分核的熔模,再在其基础上制作另一个桩及另一部分核的熔模,铸造完成。黏结时,两个桩核分别就位,叠合成完整的核形,然后在此基础上制作全冠修复体。

(四)核桩冠全瓷桩核的制作

瓷桩具有良好的组织相容性和稳定性以及良好的透光性,与全瓷冠合用修复前牙时可达到近乎完美的美学效果。

1. 全瓷桩核的材料

传统全瓷材料的断裂强度和断裂韧性相对较低,是限制其应用于全瓷桩核的主要原因。用氧化铝陶瓷制作的桩核修复前牙其断裂强度仅为用金属桩核修复的前牙的1/3。氧化锆增韧陶瓷较氧化铝陶瓷有更高的断裂强度和断裂韧性。其弯曲强度是致密烧结纯氧化铝的3倍,断裂韧性是致密烧结纯氧化铝的2倍;氧化铝瓷桩因其较高的抗弯强度和断裂韧性目前已成为临床上应用最广泛的瓷桩。

2. 全瓷桩核的制作

当前,全瓷桩核主要包括三种不同的制作技术:粉浆涂塑技术、精密复制加工技术、两段式技术。

(1)粉浆涂塑技术。

粉浆涂塑技术用于制作全瓷冠。它是采用玻璃渗透氧化铝陶瓷材料(In-Ceram)制作一段式全瓷桩核。以专用的In-Ceram石膏复制代型,磨除专用代型的底部直至显现开口。切割代型表面材料,以防止烧结过程中代型材料收缩引起桩的折断。在主模上形成核的熔模并在切端插铸道,形成主模和熔模的硅模,去除熔模后将专用代型就位,将两部分硅模合拢并用橡皮圈扎紧。利用超声震荡装置,形成均质氧化铝粉浆并注入硅模,待粉浆干后取出,用刀仔细修刮后涂稳定剂于核上,置于专用炉中烧烤,冷却后在主模上试戴并检查有无微裂纹。

在桩核表面涂一层玻璃料,置于铂箔上烧烤进行玻璃渗透处理。烧烤结束后,喷砂去除残余玻璃料,在主模上试戴,完成桩核。

(2)精密复制加工技术。

精密复制加工技术的可切削陶瓷主要有:①长石质可切削陶瓷;②可切削玻璃陶瓷;③氧化铝陶瓷;④氧化锆陶瓷。其中,常作为瓷桩核材料的为氧化铝陶瓷、氧化锆陶瓷及氧化锆增韧的复合陶瓷。

精密复制加工技术需要采用树脂材料制作桩核的树脂纤维。通常在翻制的代型上应用Celay专用的树脂材料Celay-Tech制作。其制作方法同铸造桩核熔模的制作。

将桩核的树脂纤维按要求固定在Celay仪的扫描室内,选择适当的可切削陶瓷锭固定在Celay复制加工系统的加工室内,复制加工出Celay全瓷桩核。在工作模型上试戴合适后,经玻璃渗透处理后完成全瓷桩核的制作。

(3)两段式技术。

由于氧化锆陶瓷较氧化铝陶瓷有更优秀的机械性能,氧化锆陶瓷正逐步应用于全瓷桩核。致密烧结后的氧化锆陶瓷具备较高强度,但烧结后其体积收缩较大,降低了其适合性,同时,对烧结后的氧化锆陶瓷桩核进行调磨也比较困难。两段式技术避免了这一问题,其基本原理是将瓷核及穿过其中的预成氧化锆陶瓷桩结合为全瓷桩核。根据桩与核结合方式的不同又分为以下两种：

第一，黏结技术。黏结技术是应用 Celay 复制加工技术或粉浆涂塑技术制作好瓷核后，再将其与预成的氧化锆瓷桩黏结成全瓷桩核。选择相应的氧化锆瓷桩，在工作模型上试戴，然后利用 Celay 系统专用光固化树脂 Celay-Tech 制作桩核外形，应用铝瓷材料复制加工出桩核，进行玻璃渗透处理；或通过粉浆涂塑法制作、完成铝瓷桩核。将桩与核在工作模型上试戴合适后，清洗和消毒，在预成锆瓷桩与铝瓷桩核间涂以专用黏结剂，让铝瓷桩核在预备根管上就位，再通过铝瓷桩核中的管道将氧化锆瓷桩粘固置入根管内，最后将瓷桩过长的部分去除，完成桩核的制作。

第二，热压铸技术。热压铸技术是将 IPS empress 铸瓷核热压铸于穿过其中的预成氧化锆陶瓷桩上制作全瓷桩核。参考临床上根管预备所使用的车针尺寸，选择合适的预成氧化锆陶瓷桩，插入预备根管内试戴并确定长度。试戴合适后，在预备根管及根面涂布一薄层分离剂，直接在氧化锆桩上制作核的熔模，其制作方法及要求与铸造合金桩核相同。安插铸道，采用 IPS empress 专用包埋材料包埋，在其专用炉中，将预热到1180℃的陶瓷铸块在 0.3~0.4MPa 的压力下，充满铸腔并与氧化钴陶瓷桩熔融结合。冷却后去除包埋料与铸道，在工作模型上试戴，完成桩核的制作。

第三节　嵌体修复技术

一、合金嵌体修复技术

(一)合金嵌体的制作材料

用于制作嵌体的合金材料通常可分为贵金属合金和非贵金属合金。

1. 贵金属合金材料

贵金属合金材料主要有金合金、银合金、金-钯合金、银-钯合金等。以金合金、银合金为例，根据硬度及应用不同，金合金可分为 4 型，用于嵌体修复的为 I 型金合金，即软质金合金。铸造金合金具有良好的机械性能和生物学性能,化学性能稳定,抗腐蚀性强,不易被氧化变色和变质;铸造金合金的铸造收缩小,修复体密合程度高;同时,金合金相对质软,咀嚼舒适。银合金主要有"银-钯-金"银合金、"银-钯"银合金和无金的银合金等。银合金的许多机械和生物学性能与金合金相似,且价格便宜,可作为金合金的代用品。

2. 非贵金属合金材料

(1)铬镍不锈钢。

铬镍不锈钢属于高熔铸造合金,口腔修复临床使用的铸造不锈钢为18-8铬镍不锈钢。铬镍不锈钢具有良好的机械、物理性能和良好的抗腐蚀性,但其铸造收缩大,线收缩率为 1.80% ~ 2.10%,较铸造金合金(1.25%)大,需要通过特殊的高熔合金包埋料的膨胀加以补偿,其修复体的密合度较贵金属合金嵌体差。

(2)钴铬合金。

钴铬合金也属于高熔铸造合金,用于嵌体修复者为软质钴铬合金。钴铬合金的密度较小,机械性能优良,抗腐蚀性与金合金相似,价格较金合金便宜。但铸造收缩较大,线收缩率在 2.13% ~ 2.24%,需要用磷酸盐等高温包埋料的膨胀加以补偿。

(3)铸造铜基合金。

铸造铜基合金属于中熔铸造合金,其熔点为 900 ℃ 左右,抗拉强度为286~329 MPa,延伸率为 14% ~ 16%。铜合金的熔点中等,加工性能与铸造性能良好,但抗腐蚀性及生物学性能较差,目前已较少应用于修复临床。

(4)钛合金。

钛合金具有优良的生物安全性和抗腐蚀性,其密度低、化学性能稳定,并有适当的机械性能,加之来源丰富、价格便宜,是一种良好的具有发展前途的非贵金属合金材料。由于钛的熔点高,高温时化学活性大,易氧化及产生铸造缺陷等,对铸造设备、包埋材料、铸造工艺等要求较高。钛合金可机械切削加工,因此可通过计算机辅助设计/计算机辅助制造(CAD/CAM)技术来制作嵌体。

除采用 CAD/CAM 技术制作嵌体外,合金嵌体均采用铸造的方法制作,其制作过程包括制作熔模、包埋、焙烧、铸造、铸件处理等。

（二）合金嵌体的制作熔模

熔模是用嵌体蜡或树脂材料制作的铸件雏形。熔模制作是铸造合金嵌体制作中的一个重要步骤。嵌体组织面与制备体的密合度、牙体解剖形态的恢复、正常关系和邻接关系的建立等，均与熔模制作的精确性有密切关系。

合格的熔模应达到与制备的嵌体窝洞完全密合，没有缺陷；恢复患牙的正确解剖外形，边缘整齐无菲边；建立良好的咬合及邻接关系；表面光滑，残留内应力少，蠕变达到最低，体积相对恒定，外形基本不变。

制作熔模的方法通常分为直接法、间接法和间接直接法。直接法是在口内嵌体窝洞上直接制作熔模；间接法是在口外利用代型或工作模型制作熔模，是目前最常采用的制作嵌体熔模的方法；间接直接法是在口外制作完成熔模后，再在口内进行调整、校正。下面以制作熔模的直接法和间接法为例阐述。

1. 制作熔模的直接法

直接法是在患者口内嵌体窝洞上直接制作熔模。其优点是熔模准确，不致因取印模、灌注石膏模、制备代型等操作带来材料性、技术性误差而影响铸件的精度。但是，在口内制备熔模的操作会使患者感到不适、占位时间长，而且制备复杂的多面嵌体、含针道固位形的嵌体熔模，常存在操作上的难度。直接法仅适用于单面嵌体洞型和较简单的二面嵌体洞型。

在制作熔模前，应当将嵌体窝洞或制备体冲洗干净并隔湿。将嵌体洞型吹干，洞内及邻牙上涂布一薄层分离剂。用蜡刀取小块嵌体蜡在酒精灯上烘烤，转动蜡刀使嵌体蜡均匀烤软，根据制备体洞型形态塑成长条状或椭圆形，压入嵌体窝洞内，使蜡充满每个点线角和洞壁边缘。在蜡尚软时，叮嘱患者做正中与非正中咬合，以在口内调整熔模的咬合关系，蜡冷却后采用雕刻刀雕刻形成所需的解剖外形。蜡变硬后用蜡刀取出，检查熔模是否完整、清晰。如果有缺陷则放回口内，插入热探针或蜡刀以加热熔模，重新修整。最后用棉球蘸温水轻轻擦洗熔模表面，使其光滑，边缘吻合。

邻面窝洞者可用成型片做邻面成型，在雕刻完成熔模的解剖外形后，应用探针仔细检查龈缘是否密合、有无悬突。如果有悬突，可用探针顺着龈缘方向清除。在直接法制作熔模时,除可采用嵌体蜡外,尚可采用树脂材料制作,如自凝塑料或光固化复合树脂,其制作方法与采用嵌体蜡者类似。

2.制作熔模的间接法

间接法是在工作模型上完成熔模。此种方法适用于复杂的多面嵌体窝洞型,可制作出解剖形态比较理想的熔模,并可缩短患者在手术椅上的时间,消除患者长时间开口的不适感。但这种方法,有时可能由于制取印模、翻制工作模、制作代型等各过程产生一定的误差,故要求印模准确,使用硬度好的模型材料,以防止模型损伤。

在制作熔模前,首先将模型上需恢复邻面接触关系的邻牙邻面用蜡刀刮除少许,以补偿合金铸造收缩及将来对修复体外形的研磨。将可卸式代型取下,用红笔标记嵌体的边缘,然后吹干代型表面,并在窝洞内及窝洞表面涂布分离剂,同时在模型上的邻牙邻面涂布少许分离剂。间接法嵌体熔模的制作可采用滴蜡法和压蜡法两种方法,具体如下:

(1)滴蜡法制作嵌体熔模。

加热蜡匙顶端,熔化一大滴嵌体蜡,稍加冷却后,将熔融的嵌体蜡滴入嵌体窝洞,以免在蜡滴到代型上时在代型表面自由流动。待熔蜡表面凝固之后用手指加压并保持 1 min 左右。而对于大的嵌体洞型则应分次加蜡直至充满整个洞型。加蜡过程中,嵌体蜡应充分熔融,以与已加蜡层结合,避免气泡、熔模分层或内部缺陷。滴蜡法制作的嵌体熔模具有较小的残余应力,熔模比较干净,适合性好。蜡变硬后用蜡刀取出,检查熔模是否完整、清晰。如果有缺陷则放回代型上,插入热探针或蜡刀以加热熔模,重新修整。加热探针时应注意,探针加温要适度,否则温度过高,插入窝洞内可使蜡熔化进入石膏代型内,致熔模不易取出。

对于制备体上的沟、箱状、鸠尾等固位形,可用热蜡刀或探针放入熔模内使蜡烫软,用加压器加压,使蜡充满其中,然后再加蜡修整外形。

(2)压蜡法制作嵌体熔模。

压蜡法制作嵌体熔模类似直接法制作嵌体熔模。用蜡刀取小块嵌体蜡在酒精灯上烘烤,转动蜡刀使嵌体蜡均匀烤软,根据制备体洞型形态塑成长条状或椭圆形,压入嵌体窝洞内,使蜡充满每个点线角和洞壁边缘。需要注意的是,加热嵌体蜡时,应当不断转动蜡刀使其受热均匀,这样不仅可以烤软蜡的表面,也可将接近蜡块的蜡刀部分适当加热,使蜡块内部受热变软。在蜡尚软时,与对颌牙咬合形成咬合印迹,再雕刻面的精确形态。

（3）针道熔模的制作。

若制备体有针道,吹干,涂以分离剂。针道内放入细蜡线条,在高于针道口处切断。再将烧热的直探针插入针道内,此时,蜡线条被烫熔而流入针道内,用压器加压使蜡充满针道,去除多余蜡。待各针道按上述方法依次完成后,再完成整个嵌体熔模。

也可以在嵌体熔模完成后,从𬌗方或切方正对针道插入已烧热的探针,使蜡熔化顺探针流入针道内,当蜡尚软时,用加压器加压,使蜡充满整个针道,但探针温度不宜过高,以避免蜡粘着在针道壁上,使蜡针不易取出。最后用小蜡刀加少许蜡于加压后的凹陷处,将其填平,并修出面外形。

（4）辅助固位形熔模的制作。

如果制备体上有沟、箱状、鸠尾等固位形,在熔模的雏形完成后,取出检查,发现沟、箱状、鸠尾等印迹不完整清楚时,可以将熔模再放回制备体上。用烧热的小蜡刀或探针放入蜡熔模内,将蜡烫软,用压器加压,使蜡充满沟、箱状、鸠尾洞形内,然后再修整外形,完成熔模的制作。

（三）合金嵌体的铸道安放

铸道是为熔模气化、分解、排出和铸造时浇注入熔化的金属提供的通道。铸道的直径与长度:铸造时,熔化的铸金流入铸模内,其表面很快冷却,围绕着熔化中心形成壳状。当金属逐渐冷却,壳的厚度逐渐增加。若铸道较窄,则铸道处的金属已完全凝固。熔化的金属不能继续流入铸模内补偿铸金冷却的收缩,可能使铸件形成缺损,因此铸道应有一定的直径,以使熔金不断流入铸模内补偿铸金的冷却收缩。铸道的直径通常取决于熔模的体积和形态,对于较大体积的熔模应该适当增加铸道的直径,以使熔化的合金流入通畅。铸道长度一般约 1.5 cm。

铸道一般安插在熔模最厚、最突而又便于铸金流入的部位。单面洞安插在熔模中部,双面洞安插在邻交界的边缘嵴或切缘处,尽量不破坏关系;如果熔模较大,只插入 1 根铸道不能铸造完整时,可加蜡线条增添助流针,或在离熔模 2 mm 处的铸道上加蜡形成储金球,其大小约为熔模体积的1/2。

选择合适直径和长度的蜡线条,在要安放铸道的熔模部位滴蜡,在其凝固前迅速将铸线条顶端置于其上并保持适当位置,直至蜡滴完全凝固。然后在连接处继续加蜡,直至形成光滑、连续、呈喇叭口状的形态,以便熔融的合金能顺畅流入型腔。需要注意的是,蜡的温度要合适,既有足够的黏性又不能在熔模表面自由流动;安放铸道的位置要远离边缘 1 mm 以上,不能通过熔化熔模表面来安放铸道,否则容易导致熔模变形。取出熔模的时候,应当先借助探针及铸道使蜡熔模松动,再顺就位道相反方向取下,但应防止水平晃动而引起蜡型变形。对于多面洞,可先用微热的 U 型针插入熔模的对称边缘上,待 U 型针冷却后,将熔模取出再放回原位,然后用微热的镊子夹着 U 型针使蜡变软后将针取出,再在合适的部位安插铸道。熔模取出后应仔细检查,确认完整无缺后,必须重新复位于代型上,并将代型就位于牙列模型上,再次检查咬合、边缘、邻面接触关系等是否制作完好。

(四)合金嵌体的包埋

熔模完成后应及时包埋,久放可能变形。根据使用的铸造合金,选用配套的包埋材料,将模型包埋在铸造圈内,使能产生一个与熔模相同的铸腔,以便铸造。熔模经包埋铸造后,中熔合金如金合金、银合金、铜基合金等体积大,如铸造后其体积收缩为 1.25%~1.5%。熔点高的铸金,铸造后体积收缩更大,如钴铬合金、镍铬合金等高熔合金,铸造后体积收缩为 2.0%~2.2%。熔模的收缩为 0.2%~0.4%。因此,需要利用各种包埋材料加热后的温度膨胀来补偿铸金的收缩。中熔合金包埋材料的凝固膨胀为 0.1%~0.5%,温度膨胀约为 1.2%,故其总膨胀为 1.3%~1.7%。因此,中熔合金的铸件基本上可以顺利地戴在制备体上,而且比较密合;而高熔合金则必须采用具有更高的耐温性能和较大温度膨胀的包埋材料,以补偿铸造合金的体积收缩。

1. 包埋前的熔模检查

(1)检查熔模是否完整、清晰,针道、轴沟、箱形以及熔模的边缘有无缺损、折断,熔模厚薄是否合适等。如有上述情况,则须重新制取熔模。

(2)检查铸道针的长短,一般铸道针的长度应为 1.0~1.5 cm,过短过长均对铸造不利。此外,尚应检查铸道针的粗细,一般直径为 1.2~1.5 mm。

（3）检查铸道针插入的方向是否适当。如铸道针的方向不合适，可取下原铸道针，按照要求重新安插或增加储金球，以免铸造失败。

（4）铸道座应呈漏斗状，漏斗口处形成小圆孔的铸道，这样才能方便铸金的流入。

2. 包埋前的准备工作

（1）清洗除油。在包埋时为了使包埋材料能很好地附着在熔模上，避免产生气泡，可以用毛笔蘸肥皂水洗掉熔模表面的油质、唾液、蜡屑等。在熔模表面喷润湿剂，然后轻吹，使熔模自然干燥，这样可减小蜡的表面张力，以便包埋材料均匀铺展在其表面。

（2）选择铸造圈。一个小号铸造圈可包埋一个以上熔模，但最多包埋具有相同类型设计的三个熔模，且要保证各熔模间距大于 6 mm，熔模与铸造圈内壁距离大于 10 mm，熔模最高处与铸造圈顶端距离大于 6 mm，以容纳足够的包埋材料。

使用热膨胀技术或浸水吸湿膨胀技术进行包埋时，铸造圈内需放置干燥的内层衬垫，其厚度至少 1 mm，长度比铸造圈短 3~5 mm，使上端的包埋材料与铸造圈直接接触，以便铸型获得足够的膨胀。

根据熔模的大小，需要选择合适大小的铸造圈，熔模应位于铸造圈的中 1/3 处；铸造圈上方应留有 1/3 的空间，以容纳包埋材料；坩埚成形器应位于铸造圈的下 1/3 处。这样，在熔模熔去后，铸模腔四周有一定厚度的包埋材料，才可抵抗铸造时熔化合金的冲击力。将铸造圈浸入水中，再将多余的水挥发掉，接下来即可进行包埋。

（3）包埋材料的选择。铸金具有热胀冷缩的特性，熔模经包埋铸造后，铸件常有收缩，因此，须利用包埋材料加热后的温度膨胀以及熔模自身的吸热膨胀来补偿铸造收缩。基于不同膨胀类型的包埋材料，可以将包埋分为控制加水包埋、浸水吸湿包埋、热膨胀包埋三类。由于铸造合金熔化的温度不同，其包埋材料随之各异，包埋方法也有所不同，应严格根据拟采用的铸造合金选择配套的包埋材料并依据其操作说明进行包埋。

3. 包埋方法

调拌包埋材料时，先取粉，再加水，先用手工调拌法放在振动器上振动以排除气泡，待包埋材料润湿后放在真空搅拌机上调拌。包埋方法通常分为一次包埋法、两次包埋法和真空包埋法。一次包埋法适用于嵌体、冠等熔模的包埋。先用毛笔蘸少量包埋材料,从熔模的轴壁轻轻铺展,再轻轻从组织面的边缘向内蠕动,将整个熔模的内外表面涂布一层,再依次涂布下一层。

特别注意排除点线角的空气,直至形成 1~2 mm 的底层包埋材料。然后将熔模连同底座放入铸造圈内,将包埋材料倒入铸造圈直至注满。也可以先将铸造圈内用包埋材料注满,然后手持熔模底座垂直插入铸造圈内。两次包埋法分内外两层包埋,类似一次包埋法,只是内包埋厚度大于 3 mm,且内包埋材料完全凝固后才可进行外包埋。包埋料完全固化后去除铸造底座,清理铸道口周围的包埋材料碎屑和颗粒。

4.包埋注意事项

(1)调拌包埋材料时,应该严格按照各种包埋材料要求的粉、液比进行调拌。过稠会增加包埋材料的膨胀而导致铸件过大,过稀会减小包埋材料的膨胀而导致修复体无法就位或包埋材料强度下降。先取适量包埋粉,再加水或结合剂,在真空调拌器上振动、调拌,以排除气泡。

(2)内包埋时,可用毛笔蘸少量包埋材料,放在熔模组织面的壁上,轻轻从边缘向内蠕动,应特别注意勿将熔模的针形或边缘折断。包埋时应分层涂包埋材料,一薄层一薄层地将内包埋材料涂在熔模上。这样既可排除调拌时渗入包埋材料内的气泡和熔模中的空气,同时,包埋材料也易附着在熔模上。在包埋过程中,应特别注意排除熔模存留在点角、线角处的空气,以免铸件的点、线角处出现小结节。

(3)做外包埋时,切忌将大量的包埋材料一次从铸造圈上方倾入。这样很易将已做内包埋的熔模压垮,同时会产生大量气泡,使铸造失败。一定要待内层包埋材料凝固后,才可做外包埋。否则做外包埋时,内包埋材料可被冲击脱落,熔模包埋不全或被损坏,造成铸造失败。

(五)合金嵌体的焙烧

焙烧的目的是除尽熔模形成铸模腔,去除铸模的水分,获得包埋材料的温度膨胀以补偿铸金的体积收缩。同时使铸模获得与熔融合金相匹配的温度,使包埋材料形成一个整体。

焙烧炉多为电炉,内部为氧化环境,还有一套温控系统。根据包埋材料和方法的不同,焙烧分为低温(450~510 ℃)和高温(670 ℃)焙烧两种,低温焙烧适用于吸水性包埋材料,高温焙烧适用于固化膨胀的包埋材料。包埋材料完全凝固后至少30 min才能焙烧,否则铸模强度较差,包埋材料崩解容易使铸件出现飞边或表面粗糙。

取下坩埚成形器,将铸造圈的铸道孔向下,防止碎屑等进入铸型,同时铸造圈底部保持良好通风。加热不宜过快,温度逐渐升高,使熔模熔化,包埋材料水分逐渐蒸发,防止铸模爆裂。一般而言,铸造圈在1 h内加热到300 ℃后维持30 min。如果含金属铸道针,加热后应将铸道针取出,然后再将铸造圈放入电烤箱内慢慢加热,升到最高温以后还应维持30 min,以获得最佳的强度和膨胀。当焙烧到规定温度时应及时进行铸造。

(六)合金嵌体的铸造

1. 铸造的类型

(1)合金嵌体的高频离心铸造。

高频离心铸造是利用高频离心铸造机熔化合金和铸造。高频离心铸造法是目前临床应用较为广泛的铸造法。高频离心铸造机主要由高频感应加热系统与离心铸造系统组成。具有熔化金属速度快的特点,约在1 min内即可熔化钴铬合金及镍铬合金。熔化后的金属在离心机的作用下迅速注入铸模内。由于熔化和铸造是在较短时间内完成,因而被熔化的金属不易氧化,不损害金属的结构,是比较理想的方法。

(2)合金嵌体的真空压力铸造。

真空压力铸造是利用铸造炉内的真空负压作用,将熔化的铸造合金吸入铸模内,然后充气加压,使熔金受持续压力而充满整个铸模。其优点是在真空下熔化合金,可减少铸件表面的氧化,充气加压则可消除铸件中的气孔。铸件机械性能好,且不需像离心铸造机那样选择铸道的方向。

真空铸造机主要由真空压力铸造炉、可控硅温度控制器、真空系统、充压系统、水冷却系统以及电源等组成。铸造前,将增蜗和铸造圈一起在高温电炉内预热。铸造时,打开电源开关,将铸金放在坩埚内,加热熔化金属,再将焙烧好的铸造圈倒置在坩埚口上,固定。真空炉内的气压和大气压力的差而形成的负压,可将熔化的合金吸入铸模内。

(3)钛熔铸方法。

由于钛的熔点高,为 1 668±4 ℃,在 500 ℃以下空气中加热易氧化,形成致密的氧化膜,随着温度的升高,氧化膜逐渐增厚,在 800 ℃以上时,氧化膜分解,氧原子进入金属晶格,氧含量的增加使金属变脆。因此,钛的熔炼必须在真空或惰性气体(氩、氦气)保护下进行。一般采用石墨坩埚或铜坩埚。因热源不同,熔炼方法有电弧熔铸法、电子熔铸法、感应熔铸法和离子束熔铸法等。

钛熔铸的铸造过程大致为:抽真空、充氩气、引弧熔炼、铸造、冷却。将钛锭和铸模分别放入熔炼室和铸造室内,关闭两室,使其相互隔开;铸造室抽真空约 5 s,熔炼室通入氩气,然后高频电流引弧并转换为直流电,大功率电流通过钛锭。由弧使钛锭熔化;当钛锭全部熔化,则停止充氩,使铸腔内接近真空,立即开始离心铸造;当离合器结合时,旋转体突发性转动,将熔化的钛快速注入铸腔内。一般在 4 s 内即可完成钛的铸造。

2. 铸造的注意事项

(1)铸模一定要焙烧至铸造所需温度,才能进行铸造。铸造时,铸造圈不宜过早取出,否则铸模温度降低,再注入熔化合金则易迅速冷却,可使铸造不全。如铸道孔处合金冷却凝固,则金属无法流入铸模内。

(2)合金块应正确摆放,合金之间应紧密接触,块状合金一般采用叠放法,柱状合金最好采用垂直摆放法。

(3)铸造时,铸造合金一定要溶化完全,使之呈镜面状态。如果合金久烧不熔化,容易氧化,铸件可能出现孔隙。合金熔化不全铸件易出现缺损。

(4)铸造力的大小要适当,使熔融的合金完全注入型腔的每个角落,铸造力过低会导致边缘缺陷,铸造力过大会导致铸模腔损坏及飞边形成,一般密度越低的合金所需的铸造力越大。

(5)用高频铸造机或真空压力铸造炉等铸造,均应严格按照操作程序进行。必须了解和熟悉铸造机的结构、性能和使用说明。

(6)一个铸模不同类型的合金,避免合金的重复使用,铸造坩埚和合金均要保持清洁。

（七）合金嵌体的铸造后铸件处理

1. 冷却与表面清理

（1）冷却。

冷却分为快速冷却法和自然冷却法。高熔合金一般采用自然冷却，应力可缓慢释放；中熔合金的铸件凝固 1 min 左右，将铸造圈整体放入室温水中。铸造完成后，将铸造圈静置片刻，待铸造合金的红色消退，将铸造圈放入冷水中骤冷，去除包埋材料，取出铸件。一般金属骤冷后，晶粒变细，可以增强金属的抗腐蚀性能和机械强度。

（2）表面清理。

在铸件的大部分包埋材料去除之后，使用以下方法去除剩余包埋材料和铸件表面的氧化层：

第一，喷砂。喷砂一般用于高熔合金，喷砂时要不停地转动铸件，喷砂料一般为 80 目的金刚砂，压力为 7~8 kPa，铸件边缘部位气压应适当降低。

第二，酸洗。贵金属和中低熔合金多采用该方法，用刷子等器械去除残留包埋材料，然后用酸洗法去除表面氧化膜，再用大量水冲洗；也可采用超声波清洗机清理。

2. 研磨处理

研磨是利用各种器具和磨料在一定压力和速度下，使铸件表面光滑平整。合金嵌体的铸造后铸件研磨处理，具体如下：

（1）仔细检查铸件表面，去除组织面内的小瘤子，保留铸道；然后在石膏代型上试戴，使铸件在代型上顺利就位，检查组织面边缘的适合性。检查铸件是否达到设计要求和质量要求。发现缺点，应做适当调整，如存在无法改正的缺陷，影响修复质量，则应重新制作。

（2）去除残余铸道，修整外形。

（3）邻接面区研磨。在工作模型上试戴修复体，用牙线检查邻接面有无外形过大、邻接过紧妨碍就位。在近远中邻面采用薄咬合纸进行检查，调整邻接面的松紧及邻接面区的形态。嵌体完全就位后再检查边缘密合性和邻接关系，若邻接不良，可用加焊的方法恢复正常邻接，明显邻接不良者可加银焊恢复。

（4）面研磨，调应在嵌体完全就位后进行，切去铸道，检查咬合关系。去除早接触点，去除侧方及前伸干扰点，注意检查铸件的厚度，使嵌体戴入后，在正中及非正中均有正常的咬合接触。

（5）轴面研磨，依次使用金刚砂、砂纸轮、橡皮轮对轴面及边缘区外表面进行打磨，力量要适当，器具的轴向应与边缘的表面平行。研磨后的嵌体外形应符合修复牙的生理要求及解剖特点，其形态、大小应尽量与对侧同名牙一致，与邻牙协调。各外展隙和邻间隙应清晰，有利于食物排溢和保持龈乳头健康。面、轴面外形应符合修复原则。

3. 抛光处理

（1）机械抛光。采用抛光轮结合抛光膏进行抛光。常用的抛光轮有布轮、鬃毛轮、绒轮及硅胶轮等。抛光膏有两种，红膏（氧化铁）用于贵金属的抛光，绿膏（氧化铬）用于一般非贵金属的抛光。

（2）电解抛光。将修复体挂在电解液的正极上，通过氧化还原反应使被溶解的金属在铸件表面形成一层黏性薄膜，抛光 6~10 min。通常合金嵌体需要电流 3~4 A，电压 10 V。

二、树脂嵌体修复技术

树脂嵌体是采用硬质树脂材料、利用热压固化或光固化方法制作的嵌体。树脂嵌体制作方法有直接法、间接法和可弯曲代型法。

（一）树脂嵌体修复技术的直接法

直接法制作复合树脂嵌体的方法是：首先在预成洞型中涂布分离剂，再充入复合树脂、成型并初步光固化，然后取下嵌体进一步进行光固化或热固化，最后用黏结剂将嵌体黏于制备洞型中。

常规牙体制备后，冲洗，以压缩空气吹干患牙，洞壁涂布一薄层分离剂。比色，根据比色结果选择相应颜色的树脂材料。根据嵌体洞形深浅分层充填固化，浅洞可一次充填固化，深洞则需 2~3 次分层充填，分层固化。每次充填树脂的厚度在 1.0~1.5 mm，先形成嵌体的基底部分，再根据基牙的外形及面部形态要求，取适量切端色树脂塑造外形，达到要求后光固化。为了便于嵌体取出，可在光固化前用一小塑料棒插入表面。手持塑料棒取下嵌体,检查是否完整,边缘、点角、线角及组织面是否清晰,不足则需再添加树脂后放回窝洞重新固化。待嵌体符合要求后,再置于专用的氩气热固化箱内光固化(约 6 min)或压力锅内热固化,修整外形,调、磨光,最后用黏结剂将嵌体粘结于制备的洞型中。

(二)树脂嵌体修复技术的间接法

间接法树脂嵌体的制作方法是在牙体制备后,采取印模,在口外制作嵌体,最后用黏结剂将嵌体粘于制备洞型中。

牙体制备后取印模,灌制石膏模型,洞型内涂分离剂,根据选色要求,把热压聚合的树脂材料逐层充填到窝洞内,并用器械施力于材料表面,确保材料能充满嵌体窝洞内的各个角落。塑形后表面涂硬化剂,然后将模型置于压力锅温水浴内,在 0.5~0.6 MPa 压力、120 ℃下加压、加热处理 7~10 min,确保树脂中单体成分尽可能聚合完全,降低残留单体比例。完全固化后取出模型,去除残留石膏,检查嵌体外观的完整性、嵌体与洞型是否完全密合、有无悬突,调整邻接和咬合关系。然后抛光,再用高压蒸汽清洗机清洗,可对嵌体咬合面进行加色修饰,使之更美观逼真。

(三)树脂嵌体修复技术的可弯曲代型法

可弯曲代型技术制作树脂嵌体的方法是在牙体制备后,采用不可逆水胶体、聚合型硅橡胶、聚醚硅橡胶等印模材料印模,再翻制硅橡胶材料代型,然后直接在可弯曲硅橡胶代型中制作树脂嵌体。为了防止可弯曲代型与印模粘连,在采用硅橡胶材料制作可弯曲代型时,应在印模表面涂布一层分离剂。可弯曲代型技术制作树脂嵌体省略了灌注石膏工作模型这一步骤,且树脂嵌体固化后,易从代型中取出。

三、瓷嵌体修复技术

瓷嵌体修复技术有铂箔介质修复技术、耐火代型修复技术、热压铸瓷修复技术、复制加工修复技术和 CAD/CAM 修复技术等。

(一)铂箔介质和耐火代型修复技术

1. 铂箔介质修复技术

铂箔介质修复技术是在工作模型上,衬垫铂箔塑瓷,直接提取烧结。由于陶瓷材料的烧结收缩较大,制成的瓷嵌体密合性较差,现已很少采用。

2. 耐火代型修复技术

采用特制的耐火材料翻制耐火代型,然后在代型上塑瓷烧结,可反复加瓷烧结,直至满意后,进行外形修整,喷砂去除表面黏附的代型材料。

(二)热压铸瓷和复制加工修复技术

1. 热压铸瓷修复技术

热压铸瓷技术与金属铸造相似,先在工作模型上制作熔模,熔模需要有一定的厚度(大于 1 mm),组织面及颈缘不得出现皱纹,在架上调整咬合。

然后安插铸道,并与底座连接。再用特制的磷酸盐包埋材料(基本无凝固膨胀,主要用热膨胀来补偿铸造陶瓷的收缩,避免凝固膨胀而致熔模变形)包埋,采用无圈铸造法(消除对包埋材料热膨胀的限制),包埋前记录熔模的重量,以便选择铸瓷块的大小。在 850 ℃茂福炉中预热铸模、铸瓷块 90 min。根据临床比色,选择颜色合适的铸瓷瓷锭放在型腔浇铸口,一同送入铸瓷炉后在 1 180 ℃下预热 20 min,在 0.5 MPa 的压力下压铸成型。成型后,初步去除包埋材料。用 50~100 μm 玻璃珠喷砂去除包埋料、切除铸道,在代型上试戴、调。再在专用瓷化炉内瓷化,提高其机械性能,有的尚需在表面塑瓷。最后表面上色,经烧烤完成。

2. 复制加工修复技术

Celay 复制加工系统采用机械传感器测量人工制作的修复体雏型,通过连动装置连接加工端,进行复制加工。常用的可切削陶瓷主要有四种:长石质可切削陶瓷、可切削玻璃陶瓷、氧化铝陶瓷、氧化锆陶瓷。

Celay 复制加工系统制作瓷嵌体的过程为:常规取模、制作活动代型、代型表面涂代型隙料;在代型上用专用的光固化树脂材料堆塑嵌体外形,光固化后取出树脂嵌体,检查是否完整,嵌体的边缘、点角、线角和组织面是否清晰。如果有不足之处,应添加树脂材料,再将嵌体放回代型,光照固化。待嵌体符合要求后,将其固定在 Celay 复制加工系统的扫描舱,选择颜色、尺寸合适的瓷块,固定在加工舱,进行复制加工。加工完成后,将嵌体从加工舱内取下,切除固定柱,在工作模型上试戴、调、磨光、上釉或表面上色。

(三)CAD/CAM 修复技术

要获得制备体的数字化图像,可从口腔内或模型上获得。常规牙体制备,清洁干燥后,喷粉使表面反射均匀,然后用激光扫描器采集牙体表面图像;亦可取印模后在工作模型上采取光学印模。将获得的数字化图像输入计算机并形成三维图像,在显示器上用鼠标标出嵌体边缘,并可对其组织面、面、轴面的外形进行修改,从而获得"计算机蜡型"。根据临床比色结果,选择适当颜色、尺寸的瓷锭,固定在铣床上,铣床启动后按照计算机设计的嵌体尺寸自动完成精密机械加工。机械加工完成后,将嵌体从铣床上取下,切除嵌体上的固定柱,在工作模型上试戴、调、磨光、染色、上釉。

四、嵌体修复技术可能出现的问题及其处理

嵌体修复技术可能出现的问题包括熔模不合要求、铸造缺陷、瓷嵌体折裂等。

(一)熔模不合要求及其处理

1.熔模组织面点线角不清晰

出现熔模组织面点线角不清晰的可能原因有:熔蜡时温度过低,蜡的流动性差,未能充满点线角,前后蜡滴不能完全熔合,或分离剂过多。

熔模组织面点线角不清晰的处理:控制好熔模的温度,涂分离剂后用气枪吹出多余的分离剂。

2.熔模边缘不密合

出现熔模边缘不密合的可能原因有:间隙剂涂于颈缘区,蜡冷却后收缩,取出熔模时破坏边缘等。

熔模边缘不密合的处理:间隙剂要厚薄均匀且在颈缘 1 mm 内不能涂布;制作颈缘时应掌握好熔化蜡的温度,边加蜡边施加压力,适当延长颈缘

待冷却后再去除多余蜡;取下熔模时蜡要完全冷却,且按就位道相反方向轻轻取下。

(二)铸造缺陷及其处理

1. 铸件变形和铸造不全及其处理

(1)铸件变形。

制作熔模来控制好蜡刀温度,蜡刀过热、蜡收缩导致熔模变形;体积过大或形态不规则的铸件在合金凝固时收缩过大,引起铸件不均匀变形。防止铸件变形,应采用铸造合金配套的包埋材料;打磨时用力适当,可间断打磨,避免产热过多引起铸造机械变形。

(2)铸造不全。

制作熔模时要保证各部位的厚度不小于 0.3 mm,或在熔模边缘等薄细部位安放排气孔,有利于熔金的充盈;采用离心法铸造时,安插铸道应尽量将熔模放在 45°夹角的区域内,避免铸造不全。

包埋前应调整好熔模在铸造圈内的位置,熔模应位于铸模腔的冷区,储金池应位于铸造圈的热力中心,使得铸件部位的金属凝固收缩时可得到储金球中熔融态合金的补偿;包埋时要保证内包埋层有一定厚度,并排尽气泡,避免液体合金冲破内层包埋的型壳流入外层包埋的空隙中;熔模外层包埋要致密,包埋后铸模的铸道口需要有一定的深度和锥度,避免铸造时跑钢;包埋材料透气性应较好,必要时可制作排气道,避免熔模腔内有残余气体导致铸造不全。

烘烤焙烧时,需要根据不同包埋材料,达到一定温度并维持一定时间,以取得包埋材料的温度膨胀,补偿合金的铸造收缩。

投放铸金时要足量,熔化铸金要完全,铸造时铸模较大可提高离心机旋转的初速度、加大铸造压力、延长旋转时间,在熔化合金凝固前保持足够的铸造压力;铸造非贵金属高熔合金时,应加大铸造压力、提高焙烧及铸造温度、加助溶剂,防止氧化并提高熔金的流动性。

2. 铸件收缩及其处理

制作铸造合金嵌体时,应充分利用包埋材料的凝固膨胀、吸水膨胀和温度膨胀来补偿合金的铸造收缩。可通过选用高质量的产品、用硅溶液调和、在铸造圈内壁衬垫湿石棉纸或氧化铝、氧化硅纤维板作为缓冲材料以利于取得吸水膨胀。

包埋材料与铸造合金最好能有相同的热膨胀系数,冷却时有相同的收缩率。也可利用硅胶液调拌入造石灌注,翻制膨胀模型;可以做暂时性铸造圈,待包埋材料完全凝固后去掉,形成无铸造圈的铸模,在烘烤焙烧时包埋材料可均匀自由地进行温度膨胀。

3. 粘砂和表面粗糙及其处理

(1)粘砂。

熔铸时掌握好温度和时机,切勿高温以防合金氧化;使用耐火度和化学纯度高的包埋材料,控制好调拌稠度;铸造圈内各铸件之间应有一定的间隔距离,以免影响热量的散发。

(2)表面粗糙。

提高熔模表面光洁度;包埋前对熔模进行有效的脱脂处理;选择耐火度高、纯度高、颗粒细、质优的包埋材料,内层包埋材料调和稀稠度要适宜;铸造圈烘烤、焙烧时间和温度要达到要求。在合金块熔化崩塌达到熔铸时机的瞬间进行铸造,使熔金的温度尽可能低。研磨时不同部位选用不同形状的磨具,并根据铸件材料的性质、磨料的特性等采取适当的研磨速度和压力。

4. 金属瘤和缩孔及其处理

(1)金属瘤。

包埋前对熔模进行有效的脱脂处理;真空调拌包埋材料以排尽气泡;内包埋时在熔模表面均匀涂布包埋材料,并用气枪吹散气泡;铸造圈灌满后立即抽真空,去除包埋材料中的气体,防止其进入凝固状态影响抽真空效果。

(2)缩孔。

体积大的铸件应设置储金球,并将其放在热中心,其体积应大于熔模体积,并在距熔模 1.5~2.0 mm 处;体积小、厚薄均匀的铸件,可加大铸道直径,使其成为合金最后凝固的部位以为铸件提供收缩;将熔模置于铸造圈内靠近顶端的铸造热中心外;提高铸造压力延长铸造时间;采用真空充气加压铸造法可避免缩孔。

5.砂眼、夹砂和铸件机械性能差及其处理

（1）砂眼、夹砂。

安插铸道时避免在铸模腔内产生内夹角,转角应呈钝角,因该处包埋材料易被液体合金冲破将砂粒带入合金;保证铸道口质量,防止砂粒暴露进入铸模腔;烘烤焙烧时防止外界砂粒落入铸模腔内。

从铸造底座至熔模末端都应当保持光滑连续的表面,若有缺陷则铸腔内表面会形成小的结节和瘤子,铸造时高速甩入的熔融合金会破坏这些结节,并将碎片带入铸件中。

（2）铸件机械性能差。

熔金温度不能过高,时间不能过长,以免金属元素变性;缩短熔金时间,改进设备;保证坩埚清洁,选择高质量坩埚;铸造合金不能反复使用,以免影响铸件的机械性能。

（三）瓷嵌体折裂及其处理

瓷嵌体在制作过程中最常见的问题是就位困难与瓷嵌体折裂。瓷嵌体就位困难通常因代型分离剂涂布过薄或不均匀所致,可采用薄咬合纸检查,适当调磨咬合纸检查所显示的障碍处。瓷嵌体的折裂一般发生于边缘较薄或有裂痕处,制作及在代型、模型上试戴瓷嵌体时忌用硬物敲打以免产生裂纹。

参考文献

[1]秦晶.现代儿童口腔医学[M].西安:陕西科学技术出版社,2021.

[2]蒋泽先,叶平.中国民营口腔医院医疗安全与质量丛书 口腔医学病历书写教程(第2版)[M].西安:西安交通大学出版社,2021.

[3]高尚,杨喜.局部解剖学实验指导[M].南京:江苏凤凰科学技术出版社,2021.

[4]武秀萍,马艳宁.口腔正畸方案设计策略与技巧[M].太原:山西科学技术出版社,2021.

[5]赵震锦,冯翠娟.口腔正畸临床教程(第5版)[M].沈阳:辽宁科学技术出版社,2021.

[6]翁粲,杜慧凤.医学心理学[M].北京:中国医药科技出版社,2021.

[7]郭维华,李中瀚.口腔细胞实验操作技术[M].成都:四川大学出版社,2021.

[8]王玮.现代实用口腔医学[M].昆明:云南科技出版社,2020.

[9]邹静,周媛.儿童口腔医学临床前实验指导[M].成都:四川大学出版社,2020.

[10]宋蓉.现代口腔医学修复技术与教育创新[M].北京:中国纺织出版社,2020.

[11]孙卫斌,王磊.口腔医学人文教育新探[M].南京:东南大学出版社,2020.

[12]刘连英,杜凤芝.口腔内科学[M].武汉:华中科技大学出版社,2020.

[13]路振富,张颖.辽宁省居民口腔健康状况及口腔预防事业回顾[M].沈阳:辽宁科学技术出版社,2020.

[14]王冬霞.口腔修复理论与教育教学探索[M].北京:中国纺织出版社,2020.

[15]房兵.临床整合口腔正畸学[M].上海:同济大学出版社,2020.

[16]陶凯,全亮亮.口腔医学[M].沈阳:辽宁科学技术出版社,2019.

[17]吴补领.老年口腔医学[M].西安:西安交通大学出版社,2019.

[18]胡德渝.口腔医学5[M].北京:中国协和医科大学出版社,2019.

[19]姚江武.团队口腔医学[M].沈阳:辽宁科学技术出版社,2019.

[20]张志愿.口腔医学4[M].北京:中国协和医科大学出版社,2019.

[21]王楠.实用口腔医学(第2版)[M].长春:吉林科学技术出版社,2019.

[22]张凌琳,华成舸.基于病案的口腔医学临床思维培养[M].成都:四川大学出版社,2019.

[23]林久祥,赵铱民.中华医学百科全书　临床医学口腔医学3[M].北京:中国协和医科大学出版社,2019.

[24]元子路.口腔医学美学[M].南京:江苏凤凰科学技术出版社,2018.

[25]米方林.口腔医学(第2版)[M].南京:江苏凤凰科学技术出版社,2018.

[26]靳松,马春燕.口腔医学与美容[M].南昌:江西科学技术出版社,2018.

[27]刘健.精编临床口腔医学[M].上海:上海交通大学出版社,2018.

[28]周学东.中国口腔医学年鉴(2017版)[M].成都:四川科学技术出版社,2018.

[29]徐平.临床口腔医学疾病诊断与治疗[M].长春:吉林科学技术出版社,2018.

[30]樊明文.临床医学口腔医学[M].北京:中国协和医科大学出版社,2018.

[31]徐宛玲,陈云华.诊断学[M].北京:中国医药科技出版社,2018.

[32]周健民,余瑜.有机化学(第2版)[M].南京:江苏凤凰科学技术出版社,2018.

[33]王松灵.口腔医学[M].北京:中国协和医科大学出版社,2017.

[34]张营.新编临床口腔医学[M].长春:吉林科学技术出版社,2017.

[35]王莉,刘东.临床口腔医学新进展[M].长春:吉林科学技术出版社,2017.